张文宏教授解读

COVID-19 VACCINE

新冠疫苗与疫情防控

主编 张文宏 孙晓冬

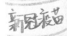

上海科学技术出版社

图书在版编目（CIP）数据

张文宏教授解读新冠疫苗与疫情防控 / 张文宏，孙
晓冬主编. -- 上海 ： 上海科学技术出版社，2021.6（2022.8重印）
ISBN 978-7-5478-5326-9

Ⅰ．①张… Ⅱ．①张… ②孙… Ⅲ．①新型冠状病毒
肺炎－疫苗－预防接种②新型冠状病毒肺炎－疫情管理－
中国 Ⅳ．①R512.93②R186

中国版本图书馆CIP数据核字(2021)第075903号

张文宏教授解读新冠疫苗与疫情防控
主编 张文宏 孙晓冬

上海世纪出版（集团）有限公司
上 海 科 学 技 术 出 版 社　出版、发行
（上海市闵行区号景路159弄A座9F-10F）
邮政编码 201101　　www.sstp.cn
三河市明华印务有限公司印刷
开本 889×1194　1/32　印张 4
字数 65 千字
2021 年 6 月第 1 版　2022 年 8 月第 3 次印刷
ISBN 978-7-5478-5326-9/R·2298
定价：20.00 元

本书如有缺页、错装或坏损等严重质量问题，
请向承印厂联系调换

内容提要

　　本书由复旦大学附属华山医院感染科主任、上海市新冠肺炎医疗救治专家组组长张文宏和上海市疾病预防控制中心副主任孙晓冬共同担任主编。随着国内新冠疫情进入外防输入、内防单点多发的新势态，以及各国新冠疫苗的成功研发，大众对疫苗接种普遍存在困惑，社会上的误读误解亦不时出现。本书以国家疫情防控策略为导向，科学、客观地介绍新冠疫苗接种的意义、知识和疫情防控方法，以问答的形式、简练的文字、通俗的表述，突出疫苗接种、居家、外出、工作等全过程指导，提供疫情常态化疫苗接种阶段的关键词查询和场景式健康管理，以正本清源、凝聚共识。本书具有较强的权威性、科学性及指导性。

编写人员

主　编　　张文宏　孙晓冬

编　者　　王新宇　阮巧玲　孙　峰　周　晛

　　　　　郭　翔　刘其会　张冰琰　艾静文

　　　　　李　杨　王　璇

作者简介

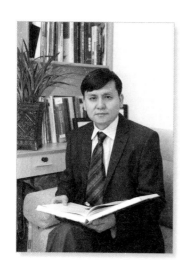

张文宏

上海市新冠肺炎医疗救治专家组组长，复旦大学附属华山医院感染科主任，教授，博士生导师，教育部长江学者特聘教授。毕业于上海医科大学医学系，先后担任香港大学、美国哈佛大学医学院及芝加哥州立大学微生物系访问学者以及博士后工作。现任国家传染病医学中心主任，复旦大学上海医学院内科学系主任，中华医学会感染病学分会副主任委员，中华预防医学会感染性疾病防控分会副主任委员，中国医师协会内科医师分会副会长，上海市感染病医师协会名誉会长，《中华传染病杂志》总编辑，*Emerging Microbes & Infections* 副主编。曾多次获得中华医学奖、上海市科技进步奖等科技成果奖项。主编及参编各类感染病学专著近20部。荣获全国抗击新冠肺炎疫情先进个人、全国优秀共产党员、最美教师、上海工匠、上海市劳动模范、上海市领军人才等称号；并获得第二届全国创新争先奖、第十二届中国医师奖、2020年度上海市市长质量奖。带领复旦大学附属华山医院感染科，连续10年在全国专科排行榜单（复旦版）中排名第一。

　　长期以来坚持临床一线工作，对新发重大传染病诊治有丰富经验。2003 年参与"非典"防控与患者救治，协助全国白求恩奖章获得者翁心华教授主编国内首部介绍 SARS 的专业图书《严重急性呼吸综合征 —— 一种新出现的传染病》；2013 年参与 H7N9 禽流感防控工作，并牵头完成上海市综合性医院禽流感 H7N9 防治联合攻关项目，于 2016 年获得国家防控 H7N9 先进个人。团队专家曾被派遣到非洲参加埃博拉病毒等重大传染病疫情的救治。

　　自 2019 年末新冠肺炎疫情发生以来，任上海市新冠肺炎医疗救治专家组组长，负责上海市新冠肺炎患者的救治。同时连续在复旦大学附属华山医院感染科微信公众号"华山感染"撰写发表新型冠状病毒感染的肺炎疫情解读相关科普文章，并在接受媒体采访、网络直播采访等多个场合，以生动有趣的语言向大众传播疫情相关科普知识，反响热烈。

作者简介

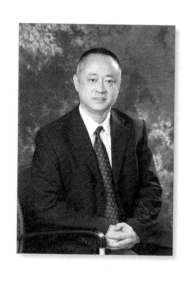

孙晓冬

主任医师，上海市疾病预防控制中心副主任，复旦大学公共卫生学院流行病与卫生统计学博士，中国现场流行病学培训项目（CFETP）第三期毕业。长期从事传染病防控、卫生应急、预防接种管理等工作。从业以来发表论文数十篇，其中2015—2019年发表中文核心期刊文献38篇，SCI文献2篇，组稿《特殊健康儿童预防接种专家共识》26篇。曾经承担包括国家重大专项、市局级课题在内的多个研究项目，目前是国家科学技术部和国家卫生健康委员会"十三五"国家科技重大专项课题、重大新药创制课题《23价肺炎球菌多糖疫苗在老年人群中的免疫效果与安全性研究》的课题组组长；牵头编写2项免疫规划业务相关地方标准；参与撰写《大型活动公共卫生安全保障监测预警系统：世博园区的实践》，并获上海医学科技奖三等奖和上海市科学技术进步奖二等奖。主译、主编有关感染病学、疫苗学专著多部。2018年获上海市卫生健康委员会标准预研制项目1项；2020年获上海市科学技术委员会新型冠状病毒肺炎血清流行病学及感染传播风险研究专项1项，参与国家自然科学基金新型冠状病毒无症状感染的流行病学研究——华东（上海）专项1项。现任上海市预防医学会免疫规划专委会主任委员，中华预防医学会疫苗与免疫分会第一届委员会常务委员，中华预防医学会健康保险专业委员会第一届委员会委员，中华医学会儿科学分会预防接种委员会副主任委员，华东免疫预防协作委员会委员。

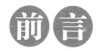

习近平总书记在 2021 年新年贺词中说："2020 年是极不平凡的一年。面对突如其来的新冠肺炎疫情，我们以人民至上、生命至上诠释人间大爱，用众志成城、坚忍不拔书写了抗疫史诗……我们克服疫情影响，统筹疫情防控和经济社会发展取得重大成果。"我国已经迈过至暗时刻。然而，当前仍有许多国家和地区面临新冠病毒蔓延的巨大威胁，即使国内的疫情控制得非常好，但我国因为有 2 万多千米陆地边界线和无数的空中与海洋入境口岸，无时无刻不处于输入性风险之中，疫情并未离我们远去。

放眼全球，世界的交流何时能够重新开放，取决于疫苗的可及性、公平性和推广速度。随着国内新冠疫情进入外防输入、内防单点多发的新势态，以及多国新冠疫苗的成功研发，大众对疫苗接种高度关注。疫苗是大家熟悉并且从小都反复接种的抗病神器，但新冠疫苗是新研发的疫苗，况且目前我国的疫情控制得很好，大家接种疫苗的迫切性不强，因而出现了很多困惑和误读，比如，哪些人不能接种疫苗，如何看待偶发的不良反应事件，病毒变异是否影响疫苗效果……针对这些民众关心的问题，本书以疫苗科学知识为基础，从国家疫情防控策略为导向，结合最新循证医学证据，力求通俗易懂地介绍新冠疫苗接种的意义和接种的基本知识。

当前，我国的疫苗屏障尚未完全建立，我们还需保持佩戴口罩等良好的防护习惯，直至迎来全球实现普遍疫苗接种的时刻。随着世界上很多国家疫苗接种的逐步推进，打开世界大门的时间越来越近。一旦世界大门被再次打开，我国无疑将成为新冠疫情的高输入、高传播、高风险地区。如果我国的疫苗接种不到位、疫苗接种速度不够快，2020 年我们曾经取得的防疫成果会面临功亏一篑与疫情再次蔓延的巨大风险。因此，外防输入与构筑免疫屏障将是 2021 年我国防疫的两大重点。我们相信，中国的民众也会非常理性地对待这一次新冠疫苗接种，通过最科学的方式来实现群体免疫与构建免疫屏障，战胜这场波及全球的新冠疫情大流行。世界范围内也会因为疫苗接种的逐步推进而出现全球互通的曙光。

2021 年 4 月

目 录

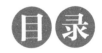

新冠疫苗热点问答 / 31

目 录

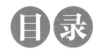

目 录

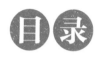

目 录

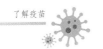

了解疫苗

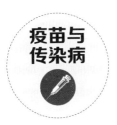

疫苗与传染病

什么是疫苗？

疫苗是用病原体的成分或减毒的病原体等制成的可诱导机体产生针对目标病原体特异性免疫的生物制剂。

英语中，疫苗一词"vaccine"源自爱德华·詹纳（Edward Jenner）所使用的牛痘（variolae vaccinae）。"*vacca*"为拉丁文，意即牛。爱德华·詹纳发现，当人类接种牛痘后，能抵御天花，天花成为第一种人类因为疫苗接种而消灭的传染病。为纪念他，"vaccine"引申为疫苗，派发及接受疫苗的过程称为接种。

疫苗如何预防传染病？

病原体攻击的自然过程：病原体入侵→造成一定损伤→人体免疫细胞开始反应→免疫细胞识别病原体的特定部分（抗原）→免疫细胞产生针对性抗体→新产生的抗体帮助摧毁病原体；同时，产生特定抗体的免疫细胞存活下来，在下一次同样病原体入侵的时候快速反应。

疫苗就是一部分能刺激机体产生抗体的成分，这些成分基本没有攻击性，所以，疫苗在对机体的作用过程中，相比于病原体，减少了"造成一定损伤"这一过程，却依然可以刺激产生抗体，特别是这些能产生抗体的免疫细胞。因此，当真正的病原体入侵人体的时候，免疫细胞就可以快速反应，迅速杀灭病原体，保护人体。

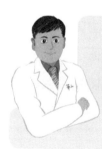

外防输入与构筑免疫屏障会是今年我国防疫的基本色。世界范围内也会因为疫苗接种的逐步推进，出现全球互通的曙光。

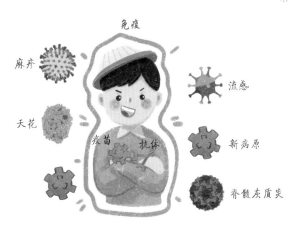

疫苗是如何研发的?

疫苗研发是一项复杂的系统工程,已经有了较完善的评价体系,至少经过三期临床试验:

阶段	目的	人群	规模
一期临床	评估安全性	年轻健康志愿者	<100 人
二期临床	安全性 + 确认免疫效能	志愿者,年龄范围稍宽	数百人
三期临床	安全性 + 评估疫苗有效性	志愿者,更广大人群,不同国家和地区	成千上万人
疫苗上市后监测	进一步评估、监测疫苗的安全性、有效性和长期不良反应	广泛的接种人群	可达数千万至数十亿人

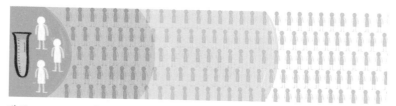

阶段一:　　　　阶段二:　　　　阶段三:
小型安全性试验　扩大安全性试验　大规模疗效试验　　　上市后观察

　　在得出所有这些临床试验的结果后,国家还需要对这些数据进行严格的审查和公共卫生政策审批,以决定是否批准疫苗投入使用。因为疫苗是给没有疾病的人使用的,所以疫苗的安全校验门槛非常高。必须证明疫苗对广大人群安全有效,才能批准疫苗上市使用。

　　接种疫苗后,将持续进行深入监测,国家对各类疫苗接种的不良反应有持续的监测上报统计系统,以及时发现可能的疫苗安全事件信号,从而确保公众的使用安全。

什么是疫苗的保护率?
如何判断疫苗的有效性?

　　疫苗保护率的计算公式是:(对照组发病率－接种组发病率)/ 对照组发病率 ×100%。因此,保护率是接种疫苗后减少发病的比例。

举例，总共参加研究的测试者是 10 000 人，他们被分为两组，即"试验组"和"对照组"，各 5 000 人。在不知情的情况下，对被划入试验组的人接种疫苗，对被划入对照组的人只接种安慰剂。之后，这 10 000 人在同一个高风险环境下生活，对比两个组别的情况。如果试验组有 1% 的人受感染，对照组有 4% 的人受感染，那疫苗的保护率 =（4%-1%）/4%=75%（如下图）。

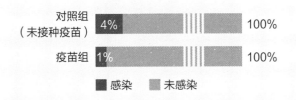

如果试验组无人受感染，而对照组仍是 4% 的人受感染，保护率就是 100%。如果两组感染比例相同，保护率就是 0。

保护率的百分比要多高才理想呢？世界卫生组织提出新冠疫苗保护率达 50% 就算合格，即接种疫苗将感染率减半。

但是，因为不同疫苗的临床研究所进行的时间、地区、人群等情况不同，统计口径也存在差异，因此无法直接进行优劣性比较。此外，保护率百分比的计算，跟如何定义"受感染者"有关，比如：单次核酸检测阴性，但具有症状的患者是否算感染？由于不同研究中的定义不一样，计算出来的保护率百分比也可高可低。明白了这个道理，就知道单纯的保护率对比未必有可比性。我们不能单纯地通过数字去评判不同疫苗间的优劣。

什么是群体免疫？

人们接种疫苗后，很可能获得保护。但并不是每个人都能接种疫苗，比如：患有削弱免疫系统的基础病症（如因患恶性肿瘤正在进行放、化疗的患者）或对某些疫苗成分严重过敏的人可能无法接种某些疫苗。但如果这些人生活在接种过疫苗的人群中，因为大多数人都具有免疫力，病原体便很难传播，这些不能接种疫苗的人也是安全的。因此，接种疫苗的人数越多，无法接种疫苗的人接触有害病原体的可能性就越小。这就是群体免疫的概念。

对于那些不能接种疫苗，且高度易患某些传染病的人来说，群体免疫的作用显得尤其重要。没有一种疫苗能提供 100% 的保护，但是通过群体免疫，这些人将因其周围的人获得免疫接种而得到相当可靠的保护。

因此，接种疫苗不仅可以保护自己，还可以保护他人。如果可以，请接种疫苗。

没有建立群体免疫

健康人，但对疾病易感

健康人，但已建立免疫

具有传染性的患者

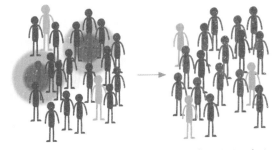

如果仅有部分人存在免疫力　　　　　病毒容易引起扩散

已经建立群体免疫

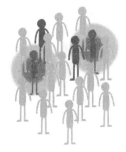

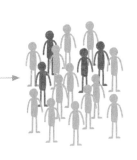

如果大部分人建立免疫力　　　　　病毒扩散相对受限

如何通过接种疫苗
在人群中形成群体免疫？

不同传染病的传播能力不一样，阻断传染病流行的人群免疫力水平也不一样。一般而言，病毒传播能力越强，则需要比例越高的人群免疫力。

例如，麻疹和百日咳的传播能力较强，如果要阻断它们流行，具有免疫力的人数比例要达到 90%~95%；而消灭天花和脊髓灰质炎，人群免疫力比例也要达到 80% 以上。人群免疫力比例达到上述阈值，也就建立了阻断麻疹、百日咳、天花和脊髓灰质炎传播的免疫屏障。人群免疫力跟疫苗保护效力和疫苗的接种率呈正比。

因此，要达到足够比例的人群免疫力，需要有足够高的接种率，也就是绝大多数人都接种疫苗。反之，如果不接种的人比较多或大多数人不愿接种，就形成不了牢固的免疫屏障。当传染源出现时，容易出现疾病的传播。

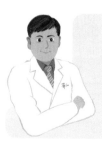

未来可能无法彻底消除新冠病毒，但是可以从容地应对它，而疫苗就是目前最好的应对手段，以获得群体免疫。

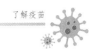

为什么大家都打了疫苗，
我还要打疫苗呢？

接种疫苗首先是避免自身感染造成健康损害的重要途径。其次，如果所有人都接种疫苗并且获得了免疫力，那么在一段时间内，病毒找不到"落脚点"，人际传播感染的风险会大大降低。这也是国家推行免费接种疫苗这种基本公共卫生服务项目的初衷。

考虑到疫苗接种后人体内的抗体水平会随着时间的推移而有所下降，还有些人群是无法接种疫苗的，如对疫苗成分过敏者、严重慢性疾病患者等，这类人群就只能依赖群体免疫来避免感染传染病。

因此，接种疫苗不仅是个人选择，而且是社会责任感的体现，是对自己和周围人都负责的行为。

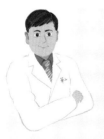

经常有人这么想，别人都打了，我没打，我就有了免疫屏障。如果长期以来大家都这么去做，免疫屏障率会越来越低。只要有人没打疫苗，你自己受感染的风险，还有群体受感染的风险都会升高，这跟不接种疫苗率是有关系的。建议大家不要冒这个险。

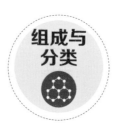

组成与分类

一剂疫苗中可能包含哪些成分？

• 抗原：所有疫苗都含有一种诱导机体产生免疫反应的活性成分。它可能是致病有机物的一小部分，如蛋白质或糖，也可能是整个生物体的弱化或失活形式，是疫苗中最主要的活性成分。

• 防腐剂：最常用的防腐剂是 2- 苯氧基乙醇。它已在多种疫苗中使用多年，其本身对人体几乎没有毒性，同样也应用于一些化妆品及护肤品中。有些疫苗不含防腐剂。

• 稳定剂：防止疫苗内部发生化学反应，并防止疫苗成分附着在疫苗瓶上。可以是糖（乳糖、蔗糖）、氨基酸（甘氨酸）、明胶或蛋白质等。

• 表面活性剂：可防止疫苗液体形式的元素沉淀和结块，使得疫苗的所有成分较均匀稳定地混溶在一起。它们也经常用于冰激凌一类的食品中。

• 残留物：在疫苗制造或生产过程中使用的各种

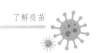

少量物质，它们并不参与组成疫苗的活性成分。物质会因采用的生产工艺而有所不同，可能包括卵白蛋白、酵母或抗生素。疫苗中可能存在的这些物质的残留量非常少，需要按百万分之几或十亿分之几来测量。

● 稀释剂：用于将疫苗在使用前稀释至正确浓度的液体。最常用的稀释剂是无菌水。

● 佐剂：通过将疫苗在注射部位保留更长时间，或者刺激局部免疫细胞，可以提高对疫苗的免疫反应。常见的佐剂是极少量的铝盐（如磷酸铝、氢氧化铝或硫酸铝钾）。人类本身就通过饮食定期摄入铝，极少量的铝不会导致健康问题。

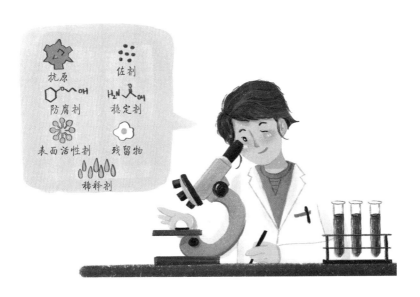

疫苗分成哪几种？灭活疫苗、mRNA 疫苗、腺病毒载体疫苗、重组亚单位疫苗分别是什么？

现在的疫苗主要依据疫苗的主要活性成分及组成分为：灭活疫苗、减毒活疫苗、核酸疫苗、病毒载体疫苗、重组亚单位疫苗这几类。它们的特点简要概括为下表：

项目	灭活疫苗	减毒活疫苗	病毒载体疫苗	重组亚单位疫苗	核酸疫苗
图示					
活性成分	完全丧失活性的病毒或细菌	活病毒或细菌，但毒力明显者减低	其他病毒，但包含目标病原体成分（核酸或蛋白质）	部分病原体结构——某些特定的蛋白质	部分病原体结构——产生目标病原体蛋白质的 DNA 或 RNA

项目	灭活疫苗	减毒活疫苗	病毒载体疫苗	重组亚单位疫苗	核酸疫苗
作用原理	用物理或化学方法完全杀死病毒，但保留病原体全部结构	毒性减弱的或非常相似的病毒/细菌	通过其他病毒，将目标病原体的某些特定成分（核酸或蛋白质）输入机体	只使用免疫系统需要识别的病毒或细菌特定部分（亚单位）	通过导入特定的病原体DNA或mRNA片段，借助机体完成DNA→mRNA→病原体蛋白质的过程，刺激机体产生免疫反应
优点	只要灭活彻底，通常较安全	模拟感染，刺激机体产生免疫反应的作用强	感染效率高，刺激机体产生免疫反应的作用强	相对安全	刺激机体产生免疫反应的作用可能较强
缺点	和减毒活疫苗相比，刺激机体产生免疫反应的能力相对较弱，需要多剂次接种	可在体内复制，不适用于有免疫缺陷的人群	免疫效能与选择的载体密切相关，可能差异较大	刺激机体产生免疫反应的能力相对稍低，需要多剂次接种	较新的技术，之前尚无临床大规模应用，运输和储存条件较严格
代表疫苗	新冠灭活疫苗、脊髓灰质炎灭活疫苗	卡介苗、脊髓灰质炎减毒活疫苗（糖丸）	新冠腺病毒载体疫苗、埃博拉疫苗	新冠重组亚单位疫苗、乙肝疫苗、HPV疫苗	新冠mRNA疫苗

接种疫苗为什么都打在胳膊上？

• 这个部位的肌肉比较发达，血管少，能够满足绝大部分疫苗的注射量要求。

• 该部位皮下脂肪层薄，离主动脉第一分支近，疫苗注射后吸收快，快速进入人体循环产生免疫效应。

• 胳膊注射也更加便捷，适合群体注射。

• 虽然臀部也常被用于肌内注射，但是脂肪层厚且血液循环相对差，导致疫苗不易吸收，神经末梢丰富导致痛感更明显。

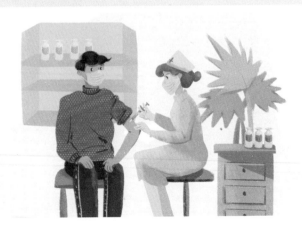

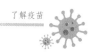

为什么有的疫苗可以口服，而
有的需要打针？

目前，疫苗接种常见的途径有：口服、皮内注射、皮下注射、肌内注射。皮内注射、皮下注射和肌内注射就是大家理解的"打针"。

疫苗的接种途径不同，与疫苗本身发挥免疫作用的机制相关：

• 口服疫苗通常为针对肠道病原体的疫苗，通过肠道黏膜免疫发挥作用，减少全身不良反应。

• 不同的"打针"方式也与疫苗本身的特点有关。

途 径	常见疫苗
口服	脊髓灰质炎减毒活疫苗、轮状病毒疫苗、霍乱疫苗
皮内注射	仅有卡介苗（注：因疫苗的生物特性，接种后1~2个月注射部位可留有瘢痕）
皮下注射	主要为减毒活疫苗，如甲肝减毒活疫苗、乙脑减毒活疫苗、麻疹腮腺炎风疹联合减毒活疫苗等；细菌多糖疫苗，如A群流脑多糖疫苗、A群C群流脑多糖疫苗等
肌内注射	主要是含佐剂（增强对抗原的免疫应答）的疫苗，如百白破疫苗、白破疫苗、乙肝疫苗、脊髓灰质炎灭活疫苗、甲肝灭活疫苗、出血热疫苗等

接种疫苗后是否可以洗澡？

接种疫苗后可能出现注射部位红、肿、热、痛，本质是疫苗抗原作用产生的局部炎症反应，不建议接种当天洗澡的主要目的是，防止接种部位感染，避免和减轻局部反应。

但是，洗澡并不是绝对不允许，如要洗澡，应当避免过度按压、刺激，洗澡后保持局部清洁、干燥。

接种疫苗后是否可以抽烟、喝酒、吃辛辣食物？

实际上，正常的活动、饮食不影响疫苗效果，也无须改变原有的生活习惯。

当接种疫苗后出现发热、乏力，甚至恶心、腹泻等症状时，应适当调整饮食，忌吃辛辣食物，注意休息，避免过度劳累，不要酗酒或暴饮暴食。

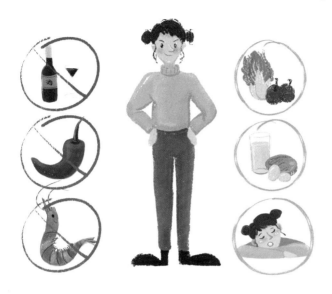

为什么有些疫苗需要接种
不止 1 剂?

不同的疫苗接种剂次不同,这主要是由疫苗接种后的效果决定的,疫苗接种的效果要综合考量抗体水平、抗体持久性、免疫记忆、预防疾病的效果等因素。

疫苗的免疫原性越好,越容易诱发机体产生免疫效果,需要接种的剂次也越少;免疫原性相对差的疫苗则需要通过对机体免疫系统的重复刺激达到效果。

通常,减毒活疫苗的免疫原性较好,一般比灭活疫苗接种的剂次要少，如卡介苗、乙脑疫苗、麻疹疫苗等，而灭活疫苗一般需接种多剂次才能产生足够的抗体而达到持久的保护作用。虽然理论上可能接种剂次越多，疫苗效果越好，但是达到一定的剂次后免疫效果并不会线性增加。疫苗在研发过程中会综合考虑保护效果和剂次的关系，以及接种成本等因素，从而确定接种的剂次。

为什么流感疫苗每年都要接种？

- 流感疫苗产生的保护性抗体随着时间而下降，失去保护作用，每年接种可以使抗体处于最佳水平。
- 由于流感的流行株不断改变，产生新的地方性流行病毒株，从而躲避人体的防御系统。因此，用于生产疫苗的病毒株也需要改变，以增强保护作用。

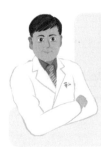

疫苗接种不是一天可以完成的，在确认身体健康状况及既往病史、过敏史等信息后，确认需要接种的市民应尽快前往接种，也为自己可预见的旅行做好更充分的准备。

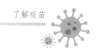

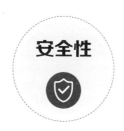

安全性

疑似预防接种异常反应是指什么？

疑似预防接种异常反应是指在预防接种后发生的怀疑与预防接种有关的反应或事件。

疑似预防接种异常反应经过调查诊断分析，按照发生原因分为以下 5 类：

- 不良反应（包括一般反应和异常反应）。
- 疫苗质量事故。
- 预防接种事故。
- 偶合反应。
- 心因性反应。

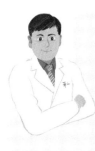

有非常少的人可能会有轻度的局部的一些表现，或者有一些全身性的疲劳等不怎么严重的不良反应。真正发生比较明显的不良反应是极为少见的，而且各不相同，还需要进一步去判断是否由疫苗引起。

什么是疫苗不良反应？

疫苗不良反应指因疫苗本身特性引起的与预防接种目的无关或意外的反应，与受种者个体差异有关。

疫苗不良反应包括一般反应和异常反应：

• 一般反应主要指受种者发生的一过性、轻微的机体反应，如接种部位红肿、硬结、疼痛等局部反应，发热、乏力、头痛等全身反应。

• 异常反应主要指合格的疫苗在实施规范接种过程中或者在实施规范接种后造成受种者机体组织器官、功能损害，相关各方均无过错的药品不良反应。异常反应发生率极低，往往需要医学处置，反应程度比较严重，不及时治疗、抢救会有一定的危险，如过敏性休克或死亡等。

疫苗接种的常见不良反应包括哪些？

疫苗常见的不良反应包括局部反应和全身反应，大多数临床症状轻微，不引起组织损伤和功能障碍。

- 局部反应多在接种 24 小时内发生，注射局部可出现红晕、轻度肿胀和疼痛，偶见引流淋巴结肿痛，多在 1~2 天内逐渐消失。在疫苗中添加佐剂铝盐可致注射部位硬结形成。

- 全身反应主要表现为发热、头痛、乏力及不适，还可有恶心、呕吐、腹痛和腹泻等。发热多出现于接种后数小时至 24 小时内，持续 1~2 天，很少超过 3 天，大多数为低热至中等程度的发热，少见高热（>39 ℃）。

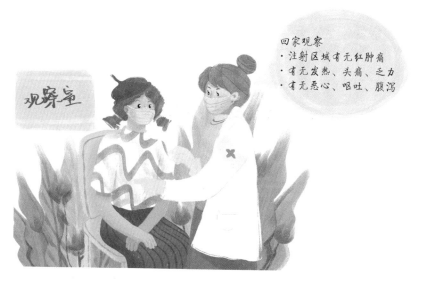

观察室

回家观察
· 注射区域有无红肿痛
· 有无发热、头痛、乏力
· 有无恶心、呕吐、腹泻

如何监测和评估疫苗接种后的不良反应？

我国出台了相关法律法规，建立了由疾控机构人员组成的队伍，并设立不良反应电子信息化系统来实现数据共享，以做好疫苗接种不良反应的监测工作。

- 报告：疾控机构人员、疫苗企业、医疗单位、接种单位都有义务上报不良反应。
- 诊断：对疑似预防接种异常反应，疾控机构应当按照规定及时报告，组织调查、诊断，并将调查、诊断结论告知受种者或其监护人。
- 鉴定：对调查、诊断结论有争议的，由省和市级医学会鉴定。

什么是疫苗的偶合反应？

偶合反应是指疫苗受种者正处于某种疾病的潜伏期或前驱期，或者存在尚未发现的某种基础疾病，在疫苗接种后巧合发病。

偶合反应不属于疫苗的不良反应，有时候与疫苗异常反应区分困难，需要医生和疾控人员协助判断。

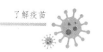

如何理性看待疫苗的偶合反应？

偶合反应经常会被误认为是由于疫苗接种而导致的，但是其发生的真正原因与疫苗接种本身并无关联，只是在时间上与疫苗接种有相关性，纯属偶然巧合。

避免偶合反应，就是要选择合适的时机进行疫苗接种，比如当有感冒发热等明显症状时，应当推迟接种，千万不要勉强接种疫苗。

如何正确看待疫苗少见的不良反应？

疫苗接种总体而言是非常安全的，并能够有效地预防相应疾病，为了健康的长远考虑，应该积极免疫接种。

在疫苗接种前，详细阅读疫苗接种说明，并且向接种点的医务人员告知自身情况，经过医务人员对疫苗接种禁忌情况的评估，可以显著降低不良反应的发生。不能因为担心少见的不良反应而拒绝接种疫苗，会因噎废食。

如果疫苗接种后出现不适，
应该如何处理？

接种新冠疫苗后最常见的不良反应是发热，接种部位红、肿、疼痛等，通常在 2~3 天自行缓解。轻度症状患者无须处理，较重者可以局部热敷。

如果症状较重或无法自行评判严重程度，应及时就医处理。

什么是疫苗接种的禁忌证和慎用证？

疫苗接种的禁忌证指不应该接种疫苗的情况。通常大部分的慎用证是暂时的，应在机体恢复后补种相应疫苗。禁忌证指接种后会增加严重异常反应导致危险的情况。因此，有禁忌证的对象不应该接种疫苗。

当禁忌证不再存在时，可以接种疫苗。比如有些疫苗对于妊娠状态是禁忌证，但哺乳期不是禁忌证，故分娩后即可以接种。

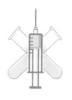

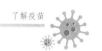

为什么接种完疫苗后要留观半小时？

由于个体差异，极少数人在接种后可能出现异常反应，如晕厥、急性过敏反应等，而严重的危及生命安全的急性过敏反应多在接种后 30 分钟内发生，可以在接种现场及时获得救治措施。

因此，建议在接种完疫苗后在接种单位指定区域留观半小时。

为什么说疫苗对于人类历史有重要影响？

疾病	疫苗	疫苗应用前	疫苗应用后
天花	牛痘	病死率高达 30%，据估仅 20 世纪造成 3 亿人死亡	1980 年完全消灭了天花

疾病	疫苗	疫苗应用前	疫苗应用后
脊髓灰质炎	减毒疫苗（糖丸），灭活疫苗	20世纪80年代全球每天有约1 000例新发病例，每年有约35万例	2015年WHO宣布Ⅱ型脊髓灰质炎野病毒已在全球范围内被消灭；2019年Ⅲ型脊髓灰质炎野病毒已在全球范围内被消灭
狂犬病	狂犬病疫苗	一旦暴露感染，病死率接近100%	100%可用疫苗预防。估计每年狂犬病疫苗使得25万人免于死亡
乙肝	乙肝疫苗	1992年，我国调查显示，人群乙肝病毒表面抗原的携带率为9.75%，全国有乙肝病毒表面抗原携带者约1.2亿、慢性乙肝患者约3 000万人，每年有近30万人死于与乙肝相关的肝癌、肝硬化等	我国卫生部于1992年将乙肝疫苗纳入计划免疫管理，2002年开始免费为新生儿提供乙肝疫苗接种，并提出新生儿出生后24小时内应及时接种。2014年，我国1~4岁、5~14岁和15~29岁人群乙肝表面抗原的流行率分别为0.32%、0.94%和4.38%，与1992年相比，分别下降了96.7%、91.2%和55.1%。

　　表中数据仅仅是部分疫苗的成就。自从疫苗问世的200多年来，因为疫苗接种而避免的死亡人数超过了其他任何一项医学治疗干预手段。

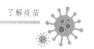

什么是疫苗犹豫？

"疫苗犹豫"是近年来出现的一个新名词，引起越来越多人的关注。世界卫生组织免疫策略咨询专家工作组将"疫苗犹豫"定义为：一种因多种因素而影响接种疫苗的行为，即从完全接受者到完全拒绝者之间连续范围的一组人群。这些"犹豫"个体可能会拒绝接种一些疫苗，但也可能会接受其他一些疫苗或延迟接种，或接受疫苗但不确定是否去接种。

世界卫生组织估计，在全球范围内，1/5 的儿童由于"疫苗犹豫"仍然无法获得拯救生命的常规免疫接种；每年有 150 万儿童因为身患现有疫苗完全能够预防的疾病而死亡。

2019 年，世界卫生组织曾将"疫苗犹豫"列为全球健康面临的十大威胁之一。

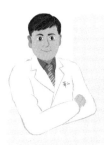

接种疫苗，在现阶段是对自己有利的事情。新冠病毒未来或成为常驻型病毒。接种不到位，会导致个人、家庭乃至社会的健康问题。

有人说通过疾病获得免疫比
通过疫苗获得好，有道理吗？

这种看法是近来少数反疫苗人士提出的观念。他们甚至提出通过让没有接种过相应疫苗的儿童和在传染期的患儿接触来主动感染某种传染病（如麻疹），可以最大程度地刺激儿童的免疫系统，获得的免疫力更强。然而，这样的想法不但不靠谱，并且是十分危险的。

我们还是以麻疹为例，让没有免疫接种的儿童暴露在传染病的风险中，自然感染后不但会出现明显的症状，而且有比较高的重症发生率和病死率。同时，由于儿童感染期具有传染性，其又将成为传染源，对周围更多人造成威胁，尤其是免疫缺陷人群，一旦感染，病死率会明显升高。

为什么说反疫苗运动是不符合科学和
人文精神的？

世界卫生组织和各国疾控机构，一直在尝试说服人们，接种疫苗利大于弊。背后一个重要的原因是，如果接种人群在总人口中的占比不达标，群体免疫就

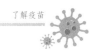

无法实现。接种疫苗就是以人为手段实现群体免疫。相比通过自然得病获取抗体，这种方式的代价要小很多。因此，反疫苗运动不符合科学精神。

过去许多令人闻风丧胆的传染病之所以能得到有效控制，是因为对应的疫苗在全球推广，并使人群免疫力比例超过了免疫阈值。其中最经典的例子，是通过广泛接种，彻底阻断了天花病毒的传播，并使其最终灭绝。

"反疫苗运动"的危害在于，可能导致免疫人口比例低于群体免疫阈值，最终无法保护群体安全。尤其是对于一些因免疫力过弱而无法接种疫苗的人，如婴儿、老年人或重病患者，一旦群体免疫的防线被突破，他们会最先受到传染病的威胁。这种只注重"人人为我"而无视"我为人人"的思想也有悖于人文精神。

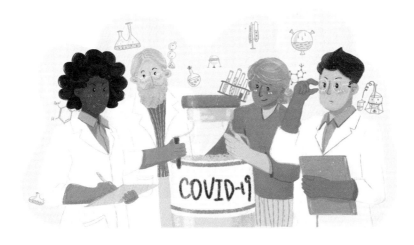

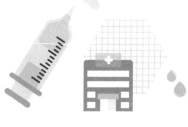

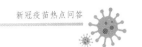

新冠疫苗热点问答

种类与
安全性

现有的新冠疫苗有哪几大种类？

目前已经进入临床研究和获批的新冠疫苗主要包括：灭活疫苗、腺病毒载体疫苗、重组亚单位疫苗和mRNA 疫苗等，分别在不同的国家获批上市或进入上市前的临床研究。其中，前三种疫苗已经在国内附条件批准上市或获批紧急使用。

关于各类疫苗的一般特点，详见第 12~13 页"疫苗分成哪几种？灭活疫苗、mRNA 疫苗、腺病毒载体疫苗、重组亚单位疫苗分别是什么"相关内容。

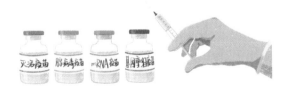

新冠疫苗中主要成分有哪些？

以目前接种的灭活新冠疫苗为例，成分包括抗原和辅料；辅料包括氯化钠、氢氧化铝、磷酸氢二钠、磷酸二氢钠等。

对于辅料成分，如果我们以往没有因为出现过敏症状而去医院进行过相应的过敏原检测，而且明确对上述成分之一过敏，则是可以进行疫苗接种的。

灭活疫苗整体上是安全的，它只有短期风险，比如可能造成过敏或局部疼痛等，这也不是这种疫苗独有的，所有疫苗都这样。

我国很长一段时间都使用灭活疫苗，比如脊髓灰质炎疫苗、甲肝疫苗等，还有一些是减毒活疫苗，像水痘疫苗。接受疫苗，要给老百姓一点时间。

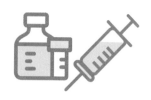

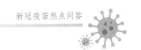

为什么新冠疫苗可以这么快问世？

按照以往的速度，一个新疫苗的问世，即使是最为顺利的情况，走完所有流程也至少需 3~5 年。有些疫苗在研发过程中往往会由于种种因素而夭折。因为种种原因，上市前的研究阶段延长到 10 年以上的也比比皆是。

然而，由于新冠疫情对全体人类健康造成了重大威胁，对全世界造成了严重破坏，为了尽早终止全球大流行，全世界几乎动用了所有可能的研发力量，在原有疫苗研究和制造经验积累的基础上，在研发程序上不计成本，采取不同研究阶段同时并行推进的做法，并且各国都为新冠疫苗的研发提高了审批效率，才使新冠疫苗在不到 1 年的时间内得以获批上市。

其中，通过反向疫苗工程（从全基因水平来筛选具有保护性免疫反应的候选抗原的疫苗发展策略）寻找免疫表位的做法也大大缩短了原有低效筛选抗原的时间，使得研发效率大大提高。

与其说新冠疫苗颠覆了原有的研发流程，不如说新冠疫情全球蔓延的态势将疫苗研发的动员能力发挥到了极致。

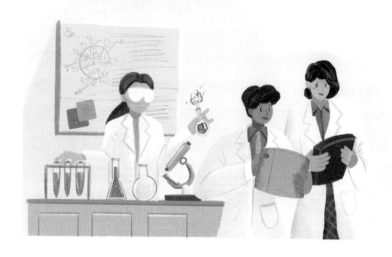

应该怎么选择新冠疫苗？

目前已经上市的新冠疫苗都已经展示了不错的保护效能和安全性，但不同国家和地区获批的疫苗种类并不相同。在全球新冠大流行的今天，尽可能多的人接种疫苗实现自我保护，同时尽早建立起群体免疫屏障，是终止大流行的唯一可取途径。

因此，大家针对新冠疫苗应该"入乡随俗"，选择当地可以获取的疫苗进行接种。

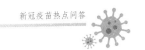

新冠疫苗在人体内如何发挥作用？

不同的新冠疫苗在人体内发挥作用的过程各不相同。但其发挥作用的根本机制是一致的，也就是说要把新冠病毒的免疫表位呈现给接种者的免疫系统识别。就像通缉令一样告诉人体的免疫系统，好好训练你的士兵（抗体），今后凡是遇到类似的敌人（病毒），就需要立即派兵清除。

为了增强免疫系统的这种能力，不同种类的疫苗需要接种（训练）的次数各不相同，目前我国已经上市的新冠疫苗中，灭活疫苗需要接种 2 次，腺病毒载体疫苗只需要接种 1 次，而重组亚单位疫苗需要接种 3 次。详见第 2 页"疫苗如何预防传染病"相关内容。

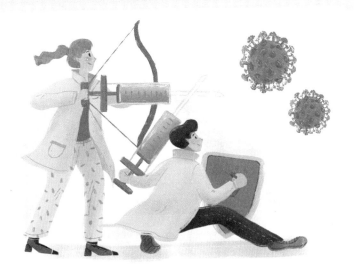

为什么新冠疫苗是安全的？

♛ 原理

现有的新冠疫苗都不是活疫苗，也就是说，其在人体内不能自我复制，本身不会导致新冠病毒感染。

• 灭活疫苗的生产技术工艺非常成熟，类似的现有疫苗包括灭活脊髓灰质炎疫苗、灭活流感疫苗等，均已经有数十年的生产和接种历史。

• 腺病毒载体疫苗、mRNA 疫苗和重组亚单位疫苗，其利用的技术都是反向疫苗技术，也就是说，是先知道了病毒的基因序列，再筛选出免疫表位生产出来的。理论上该大类疫苗不带有致病相关的基因或蛋白质，只带有刺激抗体产生的免疫表位，因此接种疫苗不会导致新冠病毒感染。

♛ 流程

虽然因为大流行，各国药监部门压缩了审批的周期，但所有已经获批上市的疫苗都是经过了动物试验，一期、二期、三期的临床试验，安全性和有效性经过严格的审核才被批准上市、进行人群广泛接种的。

整个研发过程和原有的疫苗研发相比，是由于全世界人力和物力聚焦于新冠疫苗研发，同时监管部门都是优先审评新冠疫苗，才使得疫苗的研发大大加速。但该有的步骤一步都没有省，因此不存在不顾安全、匆忙大规模接种的问题。

👑 监测

目前对于上市后疫苗安全性的监测，也是属于常规监测，主要目的是观察并防止非常罕见的不良事件发生，同时观察疫苗的长期安全性。但这些措施并不说明现有的疫苗不够安全。

新冠疫苗有哪些常见的不良反应？如何处理？

根据前期临床试验和紧急使用的相关信息，新冠疫苗常见的不良反应与已广泛应用的其他疫苗基本类似，主要表现如下：

• 接种部位轻微的红肿、硬结、疼痛等。

• 也可能会有一过性的发热、乏力、恶心、头痛、肌肉酸痛等。

以上这些不良反应，一般不需要特殊处理。如果不适加重，请及时至医院就诊并告知医生疫苗接种的相关情况。我国自 2005 年即建成疫苗接种不良反应监测系统，这一系统将持续跟踪新冠疫苗接种后的不良反应情况。

有效性

目前我国应用的新冠疫苗保护持久性如何？

无论是哪种新冠疫苗，目前进入临床的时间均较短，尚缺乏长期的有效性数据。但目前的数据表明，我国的灭活疫苗，在按要求完成 2 剂接种后，多数人能够获得半年以上的保护力。

从 2020 年 3 月最早一部分接种疫苗的人员的检测数据来看，抗体 9 个月内仍有保护水平。但抗体不是唯一保护指标，疫苗发挥作用过程中还有其他因素在发挥作用，所以，后续需要对疫苗的持久性开展研究来确认它的保护期到底有多长时间。

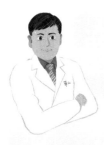

疫苗覆盖率比保护率更重要。我国灭活疫苗附条件批准上市。因此，只要提高疫苗接种覆盖率，则足以构建我国的疫苗屏障。

接种疫苗后，多久能产生抵抗新冠病毒的抗体？

不同的疫苗类型和不同人从接种疫苗到产生有效保护抗体的时间并不一样，目前来看，灭活疫苗在接种第 2 剂疫苗的 2 周后，抗体的水平能够达到较高的水平。

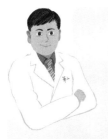

抗体水平下降是免疫反应的自然现象，不代表免疫力下降。很多人打了乙肝疫苗后，抗体水平也是下降的，但从来没有人让你不断地重复打疫苗。只要没有大量出现这样的病人，我不认为抗体是没有保护力的。我国现在没有条件观察重复感染的现象，希望目前疫情高发地区的医生能够持续观察。

接种新冠疫苗后可以不用再戴口罩吗？

接种新冠疫苗和戴口罩都是有效预防新冠病毒感染的手段，但从个体来讲，目前的疫苗保护率都不能达到 100%。

因此，在目前阶段，还应该遵守防疫要求，在特定场所佩戴口罩。

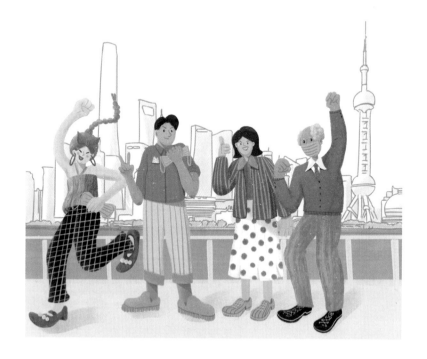

接种新冠疫苗后是否还可能被感染?

接种疫苗后虽然可以产生免疫力、可以大大降低感染风险,但任何疫苗的保护作用不可能为 100%,部分人接种后可能不产生足够抗体,仍然会有感染的风险,特别是在还没有建立起社会免疫屏障的情况下。

所以,即使打完疫苗,也要保持戴口罩、勤洗手、保持社交距离等良好卫生习惯。

什么因素可能会影响新冠疫苗的接种效果?

对于免疫有缺陷(无论是先天的还是后天获得的)的个体、长期使用免疫抑制剂的患者、免疫系统尚未发育健全的婴儿等来说,接种疫苗后保护效力可能较差。对于新冠疫苗,还缺乏这些人群的研究数据,目前尚不能下结论。

新冠病毒发生变异后，接种新冠疫苗还有作用吗？

新冠病毒作为一种 RNA 病毒，复制过程中发生突变的概率还是比较高的，而当突变积累到一定程度时，就可能会影响疫苗的保护力，这个风险是存在的。

• 一方面包括我国在内的多国科研机构已经开始密切监测，并且积极开展新一代疫苗研发以应对新突变。

• 另一方面，民众应加快接种疫苗，尽早构建起群体免疫屏障，只有感染的人数明显下降了，才可能降低病毒变异的速度，最终遏制疫情的流行。

病毒的变异发生速度虽然没有流感病毒快，也没有完全逃逸疫苗的作用，但是由于疫苗接种速度不够快，最终病毒变异逃逸株的可能性在增大。

希望全球尽快实现疫苗的广泛接种，在病毒实现有效逃逸突变之前完成最大范围的免疫接种，为全球的正常化提供机会。

接种
人群

有必要接种新冠疫苗吗？

绝大多数人都是易感者，接种疫苗是个体预防传染性疾病最有力的武器；人群中疫苗接种率达到一定程度，可形成有效群体免疫屏障，阻断新冠肺炎传播蔓延。因此，在没有接种禁忌证的情况下，对于符合条件的人群均推荐接种新冠疫苗。

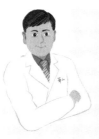

不要现在盼着疫苗来，真的疫苗来了又不敢打。我国如果疫苗接种不到位，将来有可能会承受疾病的再次蔓延；如果我国的疫苗接种速度不够快，那么将来我们的人群感染率就会提高。如果不打，世界重新开放的时候，我们是没有免疫力的。这个问题非常清楚——疫苗要打。

曾经感染新冠病毒者是否还需要接种新冠疫苗？

感染过一种病原体后，理论上可以产生保护力，在一定时间内避免再次罹患同样的疾病。对于新冠病毒来说，现有研究数据表明，感染后 6 个月内罕见再次感染发病的情况。

既往新冠肺炎病毒感染者（患者或无症状感染者），在充分告知的基础上，可在疾病康复 6 个月后接种 1 剂。

哪些是新冠疫苗接种的重点人群？

不同地区对"重点人群"的定义略有差别，但总体上主要包括以下人群：

• 职业暴露风险较高者。

• 有境外感染风险者。

• 维持社会基本运行的关键岗位人员。

• 边境县地区的 18 岁以上人群。

• 服务业、劳动密集型行业等疾病传播风险较高的人群。

随着疫苗接种工作的推进以及疫苗相关数据的完

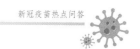

善，目前"部分因特殊原因需接种且身体基础状况较好的老年人"也已经被纳入了重点人群。

老年人群能接种吗？

60 岁及以上人群为感染新冠病毒后的重症、死亡高风险人群。目前，4 个符合条件批准上市的新冠病毒疫苗三期临床试验研究中纳入该人群的数量有限，暂无疫苗对该人群保护效力的数据。但一 / 二期临床试验研究数据显示，该人群疫苗接种的安全性良好，与 18~59 岁人群相比，接种后中和抗体滴度略低，但中和抗体阳转率相似，提示疫苗对 60 岁以上人群也会产生一定的保护作用。

因此，在充分评估接种对象的健康状况和被感染风险的前提下，对身体基础状况比较好的 60 岁以上的老年人群推荐接种新冠疫苗。

18 岁以下的人群建议接种新冠疫苗吗？

目前已有的疫苗尚未获得用于该人群的临床试验数据，故暂不推荐 18 岁以下人群接种。

哪些人群不宜接种新冠疫苗？

以下情况建议暂缓接种新冠疫苗：

• 对疫苗中任何成分过敏者。

• 既往发生疫苗接种严重过敏反应者（如急性过敏反应、血管神经性水肿、呼吸困难等）。

• 患急性疾病、严重慢性疾病、慢性疾病的急性发病期和发热者。

• 患未控制的癫痫和其他进行性神经系统疾病者，有吉兰－巴雷综合征病史者。

不同种类疫苗的禁忌范围有所不同，具体以疫苗说明书为准。

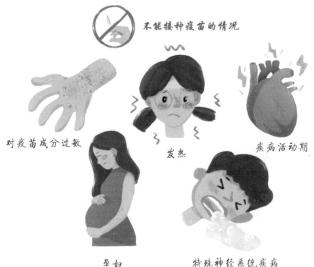

不能接种疫苗的情况

对疫苗成分过敏　　　　发热　　　　疾病活动期

孕妇　　　　特殊神经系统疾病

孕妇、计划怀孕者和哺乳期女性是否可以接种新冠疫苗？

• 孕妇：新冠疫苗说明书明确提出孕妇为接种禁忌。

• 接种后发现怀孕或在未知怀孕的情况下接种了疫苗的女性：不推荐仅因接种了新冠疫苗而采取特别的医学措施（如终止妊娠），建议做好定期产检和随访，正常生活。如有后续剂次，建议暂缓。

• 有备孕计划的女性：不必因接种新冠疫苗而延迟怀孕计划。

• 哺乳期女性：虽然目前尚无哺乳期女性接种新冠疫苗对哺乳婴幼儿有影响的临床研究数据，但基于对疫苗安全性的理解，建议对新冠病毒感染高风险的哺乳期女性（如医务人员等）接种疫苗。考虑到母乳喂养对婴幼儿营养和健康的重要性，参考国际上通行做法，哺乳期女性接种新冠疫苗后，建议继续母乳喂养。

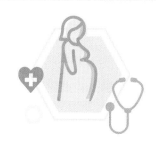

女性经期可以打新冠疫苗吗？

处于经期的女性，如果接种当天没有明显的不适症状，可以接种新冠疫苗。

如果接种当天痛经等不适感较强烈，建议暂缓接种。

过敏体质或对药物过敏是否可接种新冠疫苗？

"过敏体质"是一个相对宽泛的概念，如果对除疫苗成分以外的物质过敏，包括花粉过敏、食物过敏或药物过敏等，且处于非发作期，是可以接种新冠疫苗的。

接种疫苗后的严重过敏反应一般出现在 30 分钟内，建议在留观区留观 30 分钟，以便医护人员及时处置异常情况。

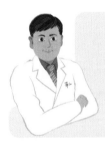

"快速反应、精准防控、动态清零"的策略是未来 1~2 年内非常重要的一个战略武器，直到疫苗普遍接种。

哪些过敏情况才应该暂缓接种新冠疫苗？

建议暂缓接种的过敏情况如下：

• 接种首剂新冠疫苗后发生过敏反应。

• 既往发生疫苗接种严重过敏反应（如急性过敏反应、血管神经性水肿、呼吸困难等）。

• 处于过敏性疾病发作期。

对鸡蛋过敏者可以接种新冠疫苗吗？

目前已经上市的灭活新冠疫苗都是通过细胞培养技术制造的，不涉及鸡胚绒毛尿囊膜的接种，疫苗中也不会含有鸡蛋的组分，因此，即使对鸡蛋过敏，也不是接种的禁忌。

除灭活疫苗外，其他类型的新冠疫苗同样不含有鸡蛋的组分，不会因为对鸡蛋过敏而增加接种的风险。

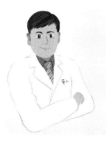

全球的交流何时能够重新开放，这取决于疫苗的可及性、公平性和推广速度。

三高（高血压、高血脂、高血糖）、慢性胃炎、肾脏疾病等慢性疾病患者能否接种新冠疫苗？

慢性病人群为感染新冠病毒后的重症、死亡高风险人群。在血糖、血压、血脂的指标控制稳定，慢性胃炎、肾脏疾病等处于非发作期，即健康状态稳定、药物控制良好的情况下，慢性病人群不作为疫苗接种的禁忌，可以接种；反之，建议暂缓接种。

接种新冠疫苗前后是否能正常用药？

在疫苗接种前后，仍应按医嘱用药，包括高血压患者的降压药、糖尿病患者控制血糖的胰岛素和口服降糖药、高血脂患者的降脂药以及慢性乙肝患者的抗病毒药物等常规药物。

手术后能否接种新冠疫苗？

手术是个宽泛的概念，本身不会影响新冠疫苗接种。能否接种还是取决于患者的基本情况，建议咨询临床医生。如病情稳定，可接种疫苗。

免疫缺陷人群，如肿瘤患者、器官移植后患者、艾滋病病毒感染者等可以接种疫苗吗？

虽然目前尚无新冠疫苗对该人群（如恶性肿瘤、肾病综合征、艾滋病患者）安全性和有效性的数据，且该类人群疫苗接种后的免疫反应及保护效果可能会降低，但是肿瘤患者、艾滋病患者等免疫缺陷人群同有基础性疾病的人群类似，都是要优先保护的高危群体。因为，高危群体一旦感染新冠病毒后，面临的死亡风险更高。所以，鼓励该人群接种新冠疫苗，尤其是在新冠流行尚未控制的地区。

• 对于灭活疫苗和重组亚单位疫苗，根据既往同类型疫苗的安全性特点，建议接种。

• 对于腺病毒载体疫苗，虽然所用载体病毒为复制缺陷型，但缺乏既往同类型疫苗使用的安全性数据，建议经充分告知、个人权衡获益大于风险后接种。

需要注意的是，在接种前，需要由临床医生判断是否正处于基础疾病的急性发作期，病情是否稳定，是否还需要放疗、化疗等。若是，则要延缓接种。

接种相关问题

怎么预约新冠疫苗接种？

不同国家和地区新冠疫苗接种的优先策略不完全相同，请根据所在国家或地区的部署和安排，进行有序预约。

目前，我国已经对 18 周岁以上人群开放新冠疫苗接种预约，如果是符合接种条件，并且没有不宜接种情况的人群，应该积极预约接种。

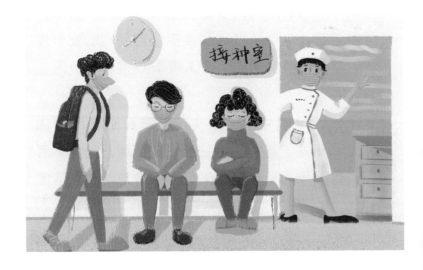

去哪儿接种新冠疫苗？

目前阶段，我国的接种地点多设在社区卫生服务中心、乡镇卫生院或综合医院。如果涉及集中接种的单位，会设立一些临时接种点，上门服务。

居民可咨询所在辖区的地方卫生行政部门或疾病预防控制机构，关注相关信息发布平台，预约接种。

新冠疫苗需要接种几针？

• 新冠灭活疫苗（Vero 细胞）：推荐的免疫程序为 2 剂，其间至少间隔 ≥ 3 周，第 2 剂在 8 周内尽早完成。

• 重组新冠病毒疫苗（5 型腺病毒载体）：推荐免疫程序为 1 剂。

• 重组新冠疫苗（CHO 细胞）：推荐的免疫程序为 3 剂，相邻 2 剂之间的接种间隔 ≥ 4 周，第 2 剂尽量在接种第 1 剂后 8 周内完成，第 3 剂尽量在接种第 1 剂后 6 个月内完成。

推荐上臂三角肌肌内注射。不同疫苗产品的免疫接种程序有所不同，具体以疫苗产品说明书为准。随意调整免疫程序可能影响安全性、免疫应答效果和免疫持久性。

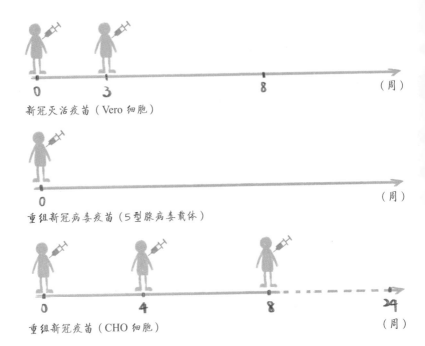

新冠灭活疫苗（Vero 细胞）

重组新冠病毒疫苗（5型腺病毒载体）

重组新冠疫苗（CHO 细胞）

如果是接种 2 剂或 3 剂的疫苗，没有按程序完成，怎么办？

• 建议尽早补种。免疫程序无须重新开始，补种完成相应剂次即可。

• 在 14 天内完成 2 剂新冠病毒灭活疫苗接种者，在第 2 剂接种 3 周后尽早补种 1 剂灭活疫苗。

• 在 14~21 天完成 2 剂新冠病毒灭活疫苗接种的，无须补种。

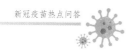

不同疫苗产品之间是否可以互相替换？

为了使疫苗的免疫应答效果最佳，现阶段建议用同一个疫苗产品完成接种。

如遇疫苗无法继续供应、受种者异地接种等特殊情况，无法用同一个疫苗产品完成接种时，可采用相同种类的其他生产企业的疫苗产品完成接种。

是否需要先检测有无抗体，再决定是否接种新冠疫苗？

对于新冠疫苗的接种，没有必要预先检测抗体。目前医院开展的新冠病毒抗体检测是一种简单的定性检测，一般只作为新冠病毒感染诊断时的辅助参考检查，是否阳性并不能表明对新冠病毒的保护力是大还是小。因此，接种后也不建议常规检测抗体作为免疫成功与否的依据。

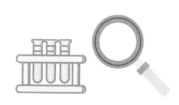

新冠疫苗和其他疫苗可以一起打吗？

灭活的新冠疫苗理论上不会和其他类型的灭活疫苗产生干扰，比如注射新冠疫苗后注射流感疫苗。但是，由于目前阶段缺乏进一步的观察数据，为了避免意外情况发生，不建议和其他疫苗同时接种。

如需要接种两种不同类型的疫苗，建议间隔2周或更长时间。

当因动物致伤、外伤等原因需接种狂犬病疫苗、破伤风疫苗、免疫球蛋白时，可不考虑与新冠病毒疫苗的接种间隔。

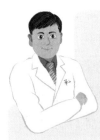

新冠和流感当然会叠加。到冬天，流感的发生率高了，到时候跟新冠混在一起，你以为得的是新冠，病人就会在新冠的观察病房里待着，新冠患者和流感患者之间就会互相传播。今年，我自己一定会去打流感疫苗，至少将合并感染的风险大幅度降低。总体上来讲，我们认为，新冠跟流感是叠加存在的，我们要把这个风险降下来，一旦生病，至少打了流感疫苗，不会因为合并感染而造成病情的进一步恶化。

新冠疫苗接种前后注意事项有哪些？

👑 接种前

• 提前了解新冠疫苗相关知识及接种流程。

• 提前预约疫苗接种。

👑 接种时

• 需携带本人有效身份证件（如身份证等）。

• 做好个人防护。

• 配合现场预防接种工作人员询问。

• 如实提供本人健康状况和接种禁忌等信息。

👑 接种后

• 需现场留观 30 分钟。

• 保持接种局部皮肤的清洁，避免用手搔抓接种部位。

• 如发生怀疑由疫苗引起的不良反应，报告接种单位，必要时及时就医。

• 接种后 1 周内避免接触个人既往已知过敏物及常见致敏原。

• 建议不饮酒，饮食清淡，多喝水，适当休息。

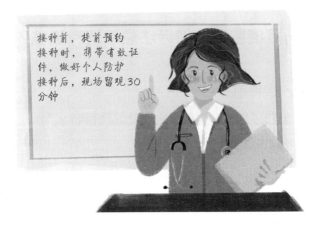

接种前，提前预约
接种时，携带有效证
件，做好个人防护
接种后，现场留观30
分钟

新冠疫苗接种后出现发热怎么办?

疫苗中的成分有时会导致人体出现一过性发热，但是体温通常不超过 38.5 ℃，且持续时间短。灭活疫苗，比如新冠疫苗等，接种后 4~24 小时可能会出现体温升高现象，一般持续 1~2 天，很少超过 3 天。

• 一般来说，疫苗导致发热的发生率不高，不会引发其他疾病，不需要进行特别处理。多喝水，适当休息，注意保暖。

• 体温较高时，可适当服用退热药，或采用物理降温。

• 如果出现体温持续不降或发热之外的其他症状，应高度怀疑是其他原因导致的发热，应及时就医，在医生指导下治疗，以免延误病情。

接种新冠疫苗会使核酸检测变阳性吗？

完成新冠疫苗接种程序后，多数人都能产生抵抗新冠病毒的抗体，但绝不会因为接种疫苗而导致检测到新冠病毒的核酸呈阳性。

接种新冠疫苗后还需做核酸检测吗？
接种证明能否替代核酸检测报告？

接种新冠疫苗会诱导机体产生抗体，因此抗体阳性并非异常情况。但为了排除新冠病毒感染的可能性，需要结合新冠核酸检测的结果综合判断。如果核酸检测阴性，对于接种过新冠疫苗的人群来说，可以基本除外现症感染新冠病毒。

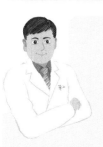

"接种新冠疫苗后核酸检测会呈阳性，是真的吗？"

这个是假的。我们第一步会通过疫苗的接种来建立"隔离带"。未来我们对待新冠病毒会像对待常态化的流感一样。将来病人根本不用告诉你，就把它给"处理掉了"，就4个字"家常便饭"。像我这种"高危分子"，2~4周定期做1次核酸。做核酸检查要因时因地、因人而异。

新冠疫苗是否像流感疫苗
一样需要每年接种？

不同病原体的疫苗保护时效是不同的，有的可能只要接种一剂便会持续产生保护作用，而有的可能需要定期接种强化。

新冠病毒的流行到现在不过 1 年多时间，疫苗的上市还不到半年时间，尚不明确不同类型的新冠疫苗的保护时间。不排除需要定期强化接种，以维持持久保护力的可能性。当然，科学家也在持续研究，争取能够尽可能地延长疫苗的保护时间。

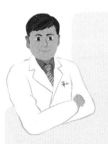

"疫苗接种后是否可以终身免疫？"

我们要先打疫苗，打了以后监测抗体水平，来评估对疫情产生防护作用的最低抗体水平。即使抗体水平很低，也有防护作用，这就依赖于免疫记忆。如果免疫记忆不能产生有效的抗体，那就得加强接种。

什么是中国版"国际旅行健康证明"?

中国版"国际旅行健康证明"是一种综合性证明,展示持有人的核酸、血清 IgG 抗体检测结果及疫苗接种情况等。健康证明内含加密二维码,以供各国相关部门验证并读取个人相关信息。除电子化展示外,还可以打印生成纸质版。

如何获取国际旅行健康证明?

如需获取国际旅行健康证明,可通过以下两种方式:

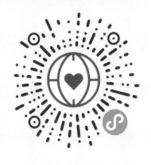

• 打开微信,通过扫描官方渠道推出的二维码进入小程序,选择"查看及出示国际旅行健康证明"进行操作。

• 在微信小程序中搜索"防疫健康码国际版"获得小程序入口,选择"查看及出示国际旅行健康证明"进行操作。首次登录前,需根据程序提示进行个人身份认证及护照等旅行证件认证。

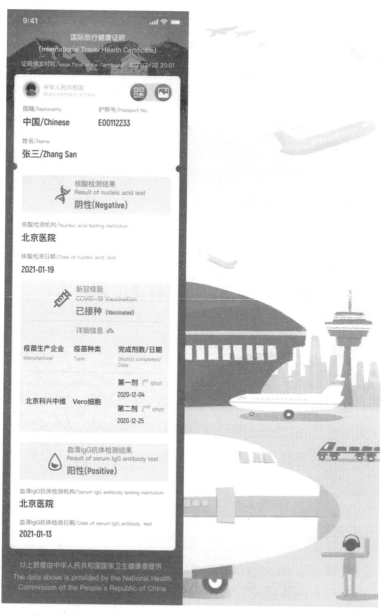

中国版"国际旅行健康证明"电子版样例

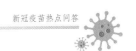

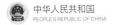 中华人民共和国
PEOPLE'S REPUBLIC OF CHINA

证明颁发时间/Issue Time of the Certificate
2021/2/22 20:01

国际旅行健康证明
International Travel Health Certificate

国籍/Nationality
中国/Chinese

护照号/Passport No.
E00112233

姓名/Name
张三/Zhang San

 核酸检测结果
Result of nucleic acid test
阴性(Negative)

 血清IgG抗体检测结果
Result of serum IgG antibody test
阳性(Positive)

核酸检测机构/Nucleic acid testing institution
北京医院

血清IgG抗体检测机构/Serum IgG antibody testing institution
北京医院

核酸检测日期/Date of nucleic acid test
2021-01-19

血清IgG抗体检测日期/Date of serum IgG antibody test
2021-01-13

 新冠疫苗/ COVID-19 Vaccination
已接种(Vaccinated)

疫苗生产企业 Manufacturer	疫苗种类 Type	完成剂数/日期 Shot(s) completed/Date
北京科兴中维	Vero细胞	第一剂 1st shot 2020-12-04 第二剂 2nd shot 2020-12-25

以上数据由中华人民共和国国家卫生健康委员会提供
The data above is provided by the National Health Commission
of the People's Republic of China

中国版"国际旅行健康证明"纸质版样例

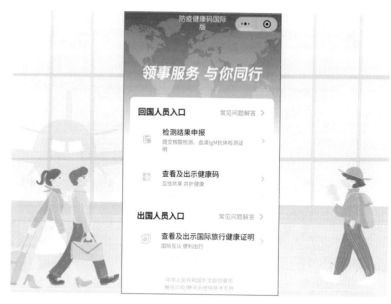

"防疫健康码国际版"小程序界面

使用中国版"国际旅行健康证明"能为我带来什么便利?

疫情常态化乃至后疫情时代,健康因素在国际人员往来中的重要性将更为凸显。在不久的将来,随着越来越多的国家与我国达成健康证明互认,中国版"国际旅行健康证明"将在推动跨国人员健康、安全、有序往来中发挥更大作用,为中国公民"行走天下"提供坚实保障。

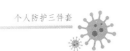

个人防护三件套

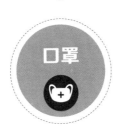

什么时候需要戴口罩?

戴口罩 疫情期间,到公共场所、进入人员密集或密闭场所、乘坐公共交通工具等,均建议戴口罩。

不戴口罩 在居家、户外、无人员聚集、通风良好的场合,可以不戴口罩。

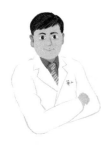

疫情防控形势复杂,我们需要的不是争论,而是依靠广大民众对病毒的警觉之心,依靠广大民众坚持戴口罩、洗手与保持社交距离"三件套"保护自己,依靠民众一旦有症状,快速就医,及早启动预警体系。

应该戴哪种口罩？

• 低风险地区：建议佩戴一次性医用口罩或医用外科口罩。

• 高风险地区：对于一般公众（医务工作者或疫情相关工作人员除外），建议佩戴一次性医用口罩；对于人员密集场所（医院、机场、火车站、地铁、地面公交、飞机、火车、超市、餐厅等）的工作人员和警察、保安、快递等从业人员，以及居家隔离及与其共同生活的人员，建议佩戴医用外科口罩，或者佩戴符合 KN95/N95 及以上级别的防护口罩（疫情风险分级详见第 87 页，进行二维码扫码查询）。

不推荐使用纸口罩、活性炭口罩、棉纱口罩和海绵口罩。

如何正确使用口罩？

一次性医用口罩 / 医用外科口罩的正确使用方法如下：

❶ 鼻夹朝上，外层深色面朝外（或褶皱朝下）。

❷ 上下拉开褶皱，将口罩覆盖口、鼻、下颌。

❸ 将双手指尖沿着鼻梁金属条，由中间至两边慢慢向内按压，直至紧贴鼻梁。

❹ 适当调整口罩，使口罩周围充分贴合面部。

标准的外科口罩分3层：外层有阻水层，可防止飞沫进入口罩；中层有过滤层；近口鼻的内层用于吸湿。

注意：佩戴多个口罩不能有效增加防护效果，反而增加呼吸阻力，并可能破坏密合性。

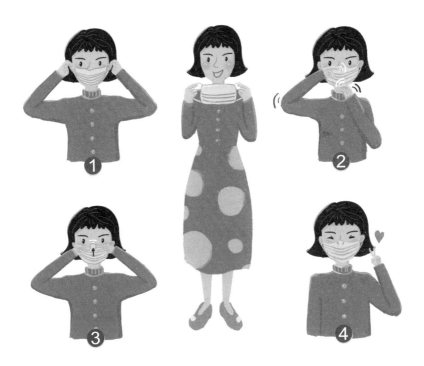

可以戴有呼吸阀的口罩吗？

可以 普通人群可以，因为戴有呼吸阀的口罩可以保护佩戴者。

不可以 新冠肺炎疑似病例、确诊病例和无症状感染者；新冠肺炎密切接触者；入境人员（从入境开始到隔离结束）。以上这几类重点人员均不应佩戴有呼吸阀的口罩，因为呼吸阀不能阻挡佩戴者的飞沫向环境中传播。他们应当佩戴医用外科口罩或无呼吸阀且符合 KN95/N95 及以上级别的防护口罩。

口罩可以用多久？
只能戴一次吗？

一次性医用口罩和医用外科口罩在医疗环境中均有使用时限，累计使用时间不超过 8 小时。对于一般公众，在没有接触过患者或可疑感染者的情况下，可以根据清洁程度适度延长使用时间，酌情重复使用，但应注意专人专用。佩戴前按规程洗手，佩戴时避免接触口罩内侧。

一旦口罩被飞沫或其他污染物污染，或者口罩变形、损坏、有异味时，应立即更换口罩。

重复使用的口罩如何保存？

如需重复使用口罩，可将其悬挂在洁净、干燥的通风处，或者将其放置在清洁、透气的纸袋中。口罩需单独存放，避免彼此接触，并标识口罩使用人员。

应通过摘取两端线绳摘脱口罩，摘脱过程中避免用手触摸口罩内外侧，脱去口罩后应洗手。

注意：对口罩清洗、消毒等各种措施，均无证据证明其有效性。

如何丢弃使用过的口罩？

• 普通人群佩戴过的口罩，没有新冠病毒传播的风险，建议使用后装入塑料袋密封，按照生活垃圾分类的要求处理。

• 疑似病例及其护理人员用过的口罩，按照医疗废物收集、处理，处理完口罩后要清洗双手。

孕妇、儿童如何选择口罩？

· 孕妇佩戴防护口罩，应注意结合自身条件，选择舒适性比较好的产品。

· 儿童处在生长发育阶段，其脸型小，应选择儿童防护口罩。

老年人及其他疾病患者戴口罩产生不适怎么办？

老年人及有心肺疾病等慢性病的患者，佩戴口罩后可能有不适感，甚至会加重原有病情，应寻求医生的专业指导。

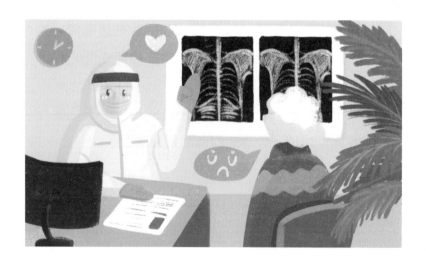

什么时候洗手?

从公共场所返回、接触公共物品后、咳嗽或打喷嚏用手捂之后、脱口罩后、饭前便后、接触脏物后等。

用什么洗手?

洗手液或肥皂加流水,或者使用含酒精成分的免洗洗手液。

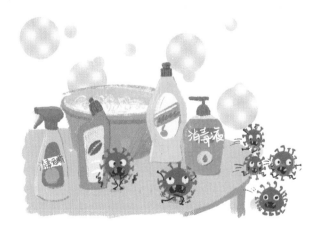

如何洗手？

❶ 在流水下，淋湿双手。

❷ 取适量洗手液或肥皂，均匀涂抹至整个手掌、手背、手指和指缝。

❸ 认真搓双手至少 15 秒，具体操作如下：

• 掌心相对，手指并拢，相互揉搓。

• 手心对手背沿指缝相互揉搓，交换进行。

• 掌心相对，双手交叉指缝相互揉搓。

• 弯曲手指使指关节在另一手掌心旋转揉搓，交换进行。

• 右手握住左手大拇指旋转揉搓，交换进行。

• 将 5 个手指尖并拢放在另一手掌心旋转揉搓，交换进行。

❹ 在流水下彻底冲净双手。

❺ 用干净毛巾或纸巾擦干双手。

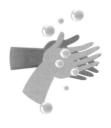

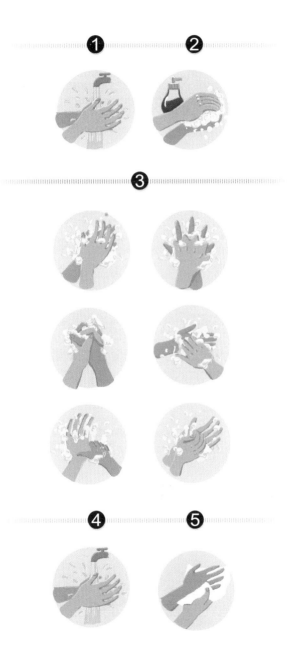

咳嗽礼仪有哪些？

咳嗽、打喷嚏时要用胳膊肘遮挡或者用纸巾遮掩，千万不要用手捂口鼻。

咳嗽、打喷嚏时，会释放大量病毒。病毒污染手之后，如果不能及时洗手，手接触的地方也会被病毒污染，如门把手、电梯按钮、桌椅等物体表面。此时，如果有人接触了这些污染的部位，在没有及时洗手的情况下用手接触口、眼、鼻，病毒便通过被污染的手传播。

而用胳膊肘遮挡，病毒喷在衣服上，不会污染其他物体表面。因此，特别强调要注意咳嗽礼仪。同时，不洗手不能接触自己的身体，尤其是口、眼、鼻等黏膜部位。

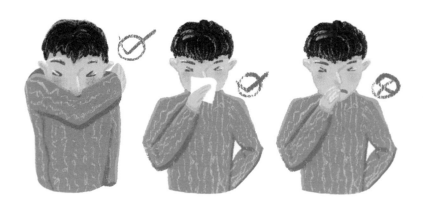

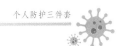

外出回家需要注意什么?

正常脱外衣→把外衣挂在门口（或通风处）→摘口罩→洗手→把睡前洗澡改成进门洗澡。如果做到这些，感染新冠病毒的概率就会很低。

建议把外衣挂在门口特定的地方，不与干净的衣物混放。如未与患者接触，外套表面残留病毒污染物的可能性小。但外套上会携带大量灰尘，不建议带进卧室。

口罩处理及洗手详见第 69 页"口罩"、第 71~73 页"个人卫生"相关内容。

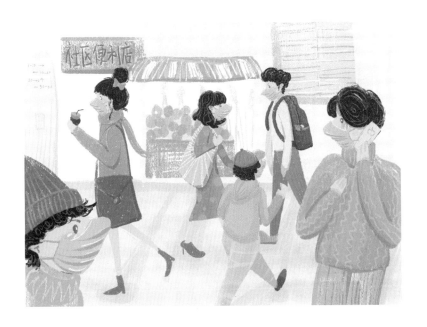

出行的注意事项有哪些?

• 在公共场所应佩戴口罩,特别是在公共交通工具上、在人流密集的公共场所。

• 条件允许的情况下,可选择步行、骑自行车或自驾出行。

• 避免接触有发热、咳嗽等症状的人,如果遇到,需保持 1 米以上距离。

• 咳嗽、打喷嚏时用纸巾或屈肘将口鼻完全遮住(详见第 74 页"咳嗽礼仪有哪些"相关内容)。

• 减少接触公共场所的公共物品。

• 避免用脏手触摸口鼻、揉眼睛等。

• 勤洗手,可以自备含消毒酒精的免洗洗手液、消毒湿巾等产品。

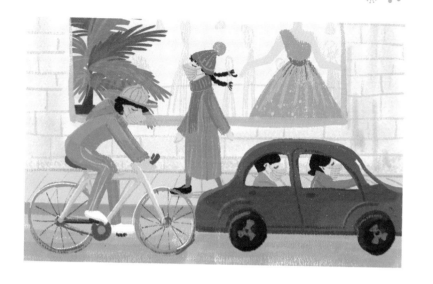

多人乘坐私家车、出租车、
网约车时如何防护？

• 车上人员均需佩戴口罩，减少交谈，注意咳嗽和打喷嚏礼仪。

• 尽可能开窗通风。

• 如果同乘者为疑似病例，之后应对车内进行彻底消毒。

乘飞机时需要注意什么？

详见第 76 页"出行的注意事项有哪些"相关内容。

飞机旅行途中长时间处于多人密闭空间，且目前境外输入性风险较高，应避免不必要的民航出行，特别是出境或入境飞行。乘飞机出行时应注意以下事项：

♛ 出行前

• 查询并了解目的地、中转地、涉及航班的疫情风险、航班调整、出入境政策等。目前，从疫情高风险国家回国，已购买机票的中国公民，在登机前必须提前通过防疫健康码国际版微信小程序填报防疫健康信息（扫码下图），具体详见各领事馆网站公告或电话咨询。

• 准备口罩、消毒液等防疫用品。注意部分消毒产品不能带上飞机。

♛ 出行途中

• 全程注意与他人保持 1 米距离，包括安检、候机、登机、舱内、摆渡车、取行李处等。

• 全程佩戴口罩，尽量避免脱口罩。可在行前进食高能量食品以减少进食及摘口罩的次数。机舱内进食应与周围旅客错时进行。

● 注意手卫生。触摸公共物品后及时洗手，避免用脏手触摸眼、口、鼻等。

♕ 到达目的地后

服从当地防疫人员的安排，必要时集中医学观察或居家隔离。如果有不适，及时就诊，并且及时报告旅行史。

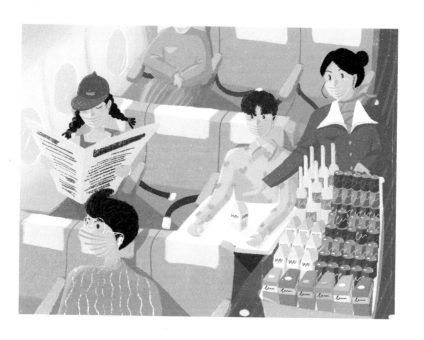

多人一间办公室如何防护？

• 确保工作环境清洁卫生，保持室内空气流通。

• 工作人员随身携带备用口罩，与他人近距离接触时佩戴。

• 加强通风、换气。若使用中央空调，要保证运行正常，加大新风量，采用全空气系统需关闭回风阀。

• 定期用消毒液为办公室设备、门把手等消毒。

• 注意手卫生。各类场所应配备洗手龙头、洗手液、抹手纸或干手机；养成勤洗手的好习惯。

• 如果出现发热、乏力、干咳及胸闷等症状，应暂时不要上班，并根据情况及时就医。详见第101~102页"就医"相关内容。

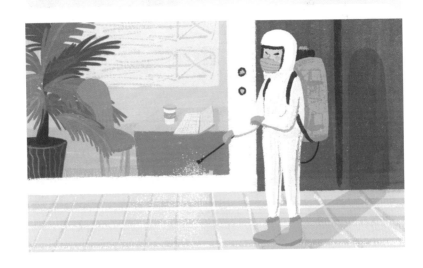

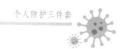

复工后如何就餐？

• 错时、错峰就餐，减少堂食和交流，与他人保持一定的安全距离。

• 避免聚餐，尽量单人、单桌就餐；如果不能单人、单桌就餐，应采用分餐制，或使用公勺、公筷。详见第 83~84 页"去饭店、餐厅需要如何规范"相关内容。

参加会议需要佩戴口罩吗？

• 建议始终佩戴口罩。

• 谈话保持适度距离。

• 多开窗通风。

• 减少集中开会次数，建议视频会议。

• 控制会议时间。

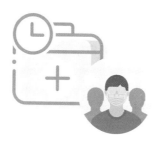

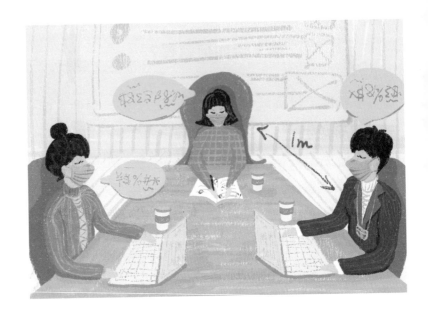

去购物场所（超市、菜场、商场） 需要如何防范？

详见第 76 页"出行的注意事项有哪些"相关内容。

配合各场所进行体温测量等防疫措施。购物、结账时与他人保持 1 米以上安全距离。推荐自助购物、非接触扫码付费，尽量减少排队时间。

勿食野味！避免接触生肉，避免接触市场里的流浪动物、垃圾、废水等；一旦接触，尽快洗手。

购物场所管理人员需监测员工身体健康状况；工作人员应佩戴口罩，注意手卫生。

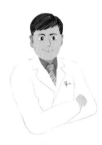

要多陪家人而不是"别人"。大家可以去商场，但要戴口罩；大家可以出去吃饭，但是聚餐人数不宜过多，因为吃饭的时候是无法戴口罩的，所以风险会明显增加。

即使病例增加，我们也希望把密切接触者控制在 10 人以内，而不是说密切接触者有一两百人。大家可以出去走走，回来记得洗手；外出旅游时，要带好酒精消毒液，最好是在通风的环境中。

去饭店、餐厅需要如何防范？

♔ 就餐前

● 配合测量体温等防疫措施。

● 排队过程中要佩戴口罩，减少语言交流，与相邻顾客保持一定的安全距离。

● 选择表面清洁的桌椅，最好是室外、靠近门窗等通风比较好的位置就座。

● 注意手卫生，餐前洗手或使用含酒精的免洗洗手液。

♔ 就餐时

● 摘下口罩时注意保持口罩内侧的清洁，避免污染。

- 鼓励错峰用餐，减少堂食和交流。
- 推荐使用公筷、公勺或采用分餐制。

♛ 就餐后

建议选择扫二维码等非直接接触的电子支付方式，减少在餐厅的逗留时间。

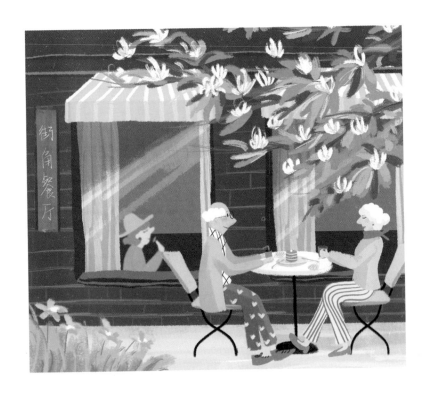

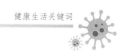

健康生活关键词

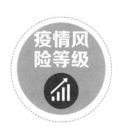

什么是疫情风险等级?

各地以县(市、区、旗)为单位,依据人口、发病情况综合研判,将各地疫情风险等级划分为低风险地区、中风险地区和高风险地区 3 类。目的是依据不同的疫情风险等级,科学地采取不同级别的防控策略。

比如,目前除了对极少数仍为高风险和中风险地区的人员外,对其他人员不实施上岗前隔离。

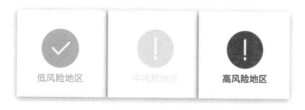

疫情风险等级如何划分？

以县（市、区、旗）为单位，疫情风险等级划分如下：

低风险地区 无确诊病例或连续 14 天无新增确诊本地病例。

中风险地区 14 天内有新增确诊病例，累计确诊病例不超过 50 例，或者累计确诊病例超过 50 例，但 14 天内未发生聚集性疫情。

高风险地区 累计确诊病例超过 50 例，且 14 天内有聚集性疫情发生。

具体由各地依据疫情情况综合研判并动态调整更新。

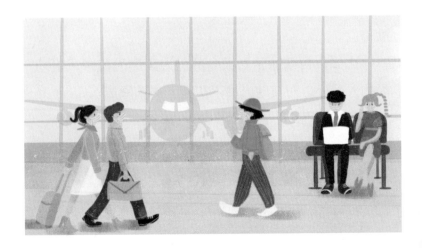

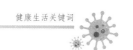

如何查询疫情风险等级？
我家所在地是低风险地区吗？

推荐使用国务院客户端小程序，可查询全国近3 000个县（市、区、旗）的疫情风险等级，数据每天更新，高、中、低风险一目了然。

查所在地　可以自动定位所在地，呈现所在地疫情风险等级。

查目的地　如果有出行计划，可以查询行程目的地的疫情风险等级，判断出行风险。

查来往地　可以查询14天内去过的国家（地区）和国内城市是否为低风险地区，作为防疫人员查验身份的凭证。

除此之外，国务院小程序的"疫情专区"还可以查询同乘者信息、发热门诊网点、出入境信息、复工复产最新政策和指导等。

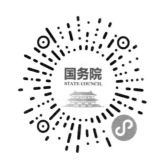

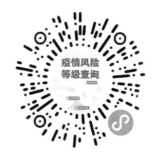

哪些人是密切接触者？

密切接触者是指与疑似病例、确诊病例和检测阳性者有以下接触情形之一，但未采取有效防护者：

• 共同居住、学习、工作或其他有密切接触的人员，如果近距离工作或共用同一间教室或在同一幢房屋中生活。

• 诊疗、护理、探视患者的医护人员、家属或其他有类似近距离接触的人员，在密闭环境中探视患者或停留的人员，以及同病室的其他患者及其陪护人员。

• 乘坐同一种交通工具并有近距离接触的人员，包括在交通工具上照料护理的人员，同行人员（家人、同事、朋友等），经调查评估后发现可能近距离接触疑似病例和确诊病例的其他乘客和乘务人员。

• 现场调查人员调查后经评估认为符合其他密切接触者定义的人员。

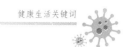

如何知道自己是不是密切接触者？

在判定密切接触者、分析其感染发病的风险时，需要综合所接触者的临床表现、与患者的接触方式、接触时所采取的防护措施，以及暴露于患者污染的环境和物体的程度等因素，进行综合判断。

因此，密切接触者的判定应交给专业人员进行，对大众而言，如实上报并提供相关信息即可。除了患者亲友、同事以外，最常见的成为密切接触者的，可能为乘坐同一班次交通工具的人员。因此要留意自己的航班号、火车车次信息，注意社会公示的患者同乘交通工具信息，如果是同乘者，需上报并居家隔离（同乘者可扫一扫第 87 页的二维码，进入国务院小程序查询）。

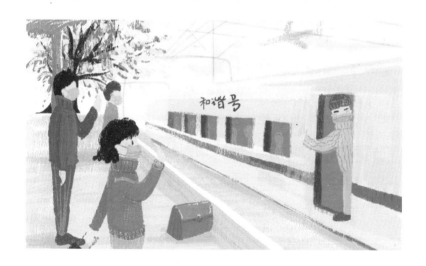

密切接触者需要注意什么？

上报并居家隔离。

哪些人是无症状感染者？

新冠病毒无症状感染者（以下简称"无症状感染者"）是指无相关临床表现，如发热、咳嗽、咽痛等可自我感知或可被临床识别的症状与体征，但呼吸道等标本的新冠病毒病原学检测呈阳性者。

无症状感染者有两种情形：

• 经 14 天的居家隔离或集中医学观察，始终无任何可自我感知或可被临床识别的症状与体征。

• 处于潜伏期的"无症状感染"状态者。

无症状感染者是否具有传染性？

无症状感染者具有一定的传染性，存在着传播风险。

如何监测和发现无症状感染者？

目前我国已经采取的监测手段如下：

• 对新冠肺炎病例的密切接触者医学观察期间的主动检测。

• 在聚集性疫情调查中的主动检测。

• 在新冠肺炎病例的传染源追踪过程中对暴露人群的主动检测。

• 对部分有境内外新冠肺炎病例持续传播地区旅居史人员的主动检测。

• 对在流行病学调查和机会性筛查中发现的相关人员的主动检测。

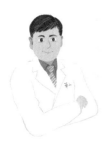

我们都充分认识到疾病靠治已经太晚了，最好的方法是防。

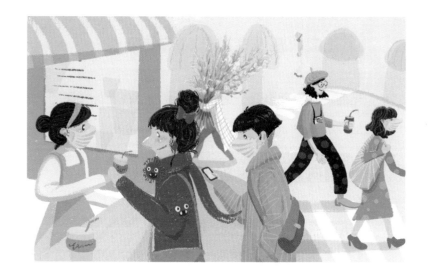

如何管理无症状感染者？

目前我国已经采取的措施是对无症状感染者集中医学观察 14 天。其间出现新冠肺炎相关临床症状和体征者转为确诊病例，并且转运至定点医疗机构进行规范治疗。

集中医学观察满 14 天且连续两次标本核酸检测呈阴性者（采样时间至少间隔 24 小时），可解除集中医学观察；核酸检测仍为阳性且无临床症状者，需继续集中医学观察至核酸检测转阴。

对于无症状感染者的密切接触者，也应当集中医学观察 14 天。

如何解读无症状感染者对
国内居民的风险？

无症状感染者不会孤立地存在，一定是伴随着更多的有症状者而存在的。目前在国内，新发病例数已经降到很低的程度，相应的无症状感染者例数有限；而国外输入至我国的无症状感染者，若不加以严格筛查追踪，则造成社区传播的风险较大。

在严防境外输入的工作中，海关、边检、机场、医疗机构、社区等工作者们铸成了一道强有力的守卫线；在国内密切追踪及国外入境严格筛查的防疫体系下，无症状感染者造成国内居民社区感染风险较低，因此民众不必过度紧张。

做到以下几点，便可以有效防止无症状感染者造成的传播：

• 勤洗手。

• 保持社交距离。

• 在人群密集处或一些特定场合佩戴口罩。

• 如果密切接触过感染者，及时联系当地医疗机构。

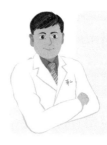

不管天翻地覆，风云如何变幻，秋冬有没有第二波高峰，中国始终是汪洋大海当中的一块坚实的磐石。

如何解读核酸检测"复阳"？

核酸检测"复阳"患者临床问题的核心有两个方面：

- 是否具备传染性。
- 是否导致新冠肺炎复发。

至今，在密切的监测过程中，从未发现核酸"复阳"患者传染给其家人的情况，也没有出现核酸"复阳"患者的肺炎症状复发或加重的情况，因此过度关注核酸"复阳"意义不大。

目前新冠肺炎患者治愈出院后都继续隔离，医学观察 14 天。在这种情况下，传染给社区、密切接触者的风险是极低的。

若被发现核酸"复阳"，可以继续在医疗机构接受集中观察。

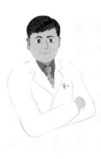

我们应该关心最本质的东西，你去吃饭会问上海菜还是山东菜吗？你会去问这顿饭会不会吃饱吗？我们最关心的是出院以后一旦核酸复检阳性了会不会继续传染人。目前还没有出现。

健康码是什么？

健康码是以真实数据为基础，由市民或返工、返岗人员通过自行网上申报，经后台审核后，生成属于个人的二维码，可作为出入通行的电子凭证。

一般来说，健康码分为绿、黄、红 3 种颜色。绿码，市内亮码通行；黄码，实施 7 天内集中或居家隔离，连续申报健康打卡超过 7 天正常后，将转为绿码；红码，实施 14 天的集中或居家隔离，连续申报健康打卡超过 14 天正常后，将转为绿码。

如何看待个别持绿色健康码的
居民存在感染？

健康码是初步筛查的手段之一，可以覆盖大部分病例；但从筛查机制来看，健康码难以筛查无症状感染者。这不能说是健康码的一个漏洞，只能说健康码存在一个筛查的盲区。对于这些无症状感染者，已经建立了其他的筛查机制（详见第 91 页"如何监测和发现无症状感染者"相关内容）并采取核酸检测，这是目前筛查无症状感染者最好的技术手段。因此，对于个别持绿色健康码的居民存在感染的现象无须过度解读。

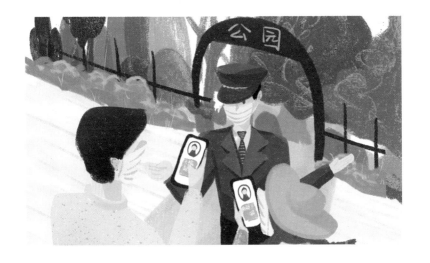

如何申领健康码？

目前全国大部分省市已实行了本地健康码，可以在多个数据平台领取健康码，具体详询当地防疫政策要求及公示。

各地健康码可以通用吗？

目前全国健康码互认已经在推行中，多地健康码已经开始互认，国家政务服务平台推出的全国通用的"防疫信息码"已经开始试用。具体详询当地防疫政策要求及公示。

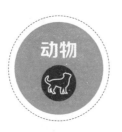

人会从动物那里感染新冠病毒吗？

冠状病毒是一个大型病毒家族，常见于蝙蝠及其他动物中。偶尔情况下，人感染这些病毒后可能将其传至他人。例如，"非典"的病原体 SARS-CoV 从果子狸传播至人。目前尚未查明新冠病毒的动物宿主来源。

为保护自己，如在活体动物市场中，应避免直接接触动物以及动物触碰过的地方。应始终保持良好的卫生安全习惯。谨慎处理生鲜的肉、奶或动物器官，以免生食而遭受感染。不要食用生鲜或未煮熟的动物产品。

有疑似病例接触史的宠物是否要隔离？

在疫情期间，建议隔离观察。

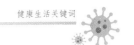

宠物是否会传播新冠病毒？

目前没有证据显示猫、狗等宠物会传播新冠病毒，但与宠物接触后，用肥皂洗手可以显著减少其他常见细菌在宠物和人类之间的传播，如大肠杆菌和沙门菌。宠物种类繁多，但目前新冠病毒的来源、中间宿主还不明确，不建议将不明来源动物，特别是野生动物作为宠物。

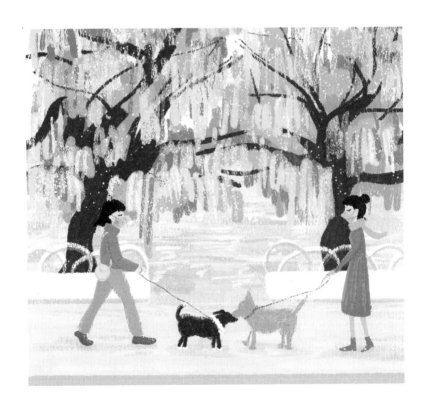

宠物出门回家如何消毒？

不用特殊消毒，做好日常清洁以及定期进行宠物相关检疫即可。

户外宠物可否一起玩耍？

可以。

蚊子是否会传播新冠病毒？

没有证据表明新冠病毒可以通过蚊虫叮咬传播。

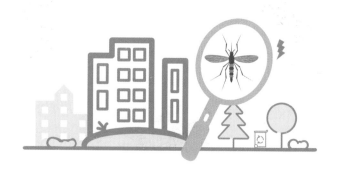

就诊有哪些注意事项？

♕ 前往／返回医院途中

• 按需选择就近医院，提前网上或电话预约挂号，提前了解疫情期间医疗机构的就诊流程。

• 佩戴口罩，注意咳嗽礼仪，咳嗽、打喷嚏时不要用手捂口鼻，要用纸巾或肘部遮挡。

• 尽量避免乘坐公共交通工具，避免前往人群密集场所。

• 运营人员应对交通工具内可能接触到可疑患者／患者体液的部位进行消毒。

♕ 就诊时

• 主动告诉医生自己新冠疫苗接种情况，以及在相关疾病流行地区的居住史和旅行史，发病前曾经接触的疑似或确诊病例，以及发病后曾接触的人群，配合医生展开相关调查。

• 如果怀疑为新冠病毒感染，请直接至发热门诊就诊，减少在医院其他区域活动。

• 如果因其他原因必须就医，请勿穿行于发热门诊、急诊等区域，避免接触有发热、咳嗽等症状的患者。如果遇到，尽量保持 1 米以上距离。

• 就诊结束，不要在外逗留，尽早回家。

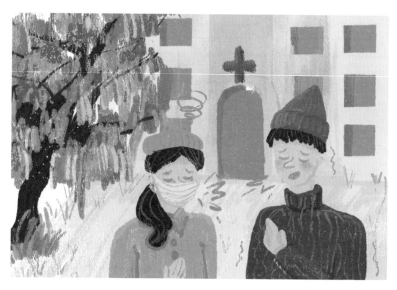

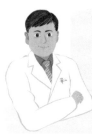

当新冠大幕落下，我自然会安静地走开。你再到华山医院来，你也很难找到我了。那时，我就躲在角落里看书了。

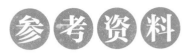

[1] 疾病预防控制局.新冠病毒疫苗接种技术指南（第一版）. http://www. nhc.gov.cn/jkj/s3582/202103/c2febfd04fc5498f916b1be080905771.shtml

[2] 国家卫生健康委办公厅，国家中医药管理局办公室.新型冠状病毒肺炎诊疗方案（试行第八版）. http://www.nhc.gov.cn/yzygj/s7653p/202008/0a7bdf12bd4b46e5bd28ca7f9a7f5e5a.shtml

[3] 世界卫生组织网站.疫苗解释说明. https://www.who.int/zh/emergencies/diseases/novel-coronavirus-2019/covid-19-vaccines/explainers

[4] 中华人民共和国第十三届全国人民代表大会常务委员会第十一次会议.中华人民共和国疫苗管理法. http://www.gov.cn/xinwen/2019-06/30/content_5404540.htm

[5] 国家药品监督管理局.个例药品不良反应收集和报告指导原则的通告（国家药监局2018年第131号）. http://www.cdr-adr.org.cn/drug_1/zcfg_1/zcfg_zdyz/202009/t20200924_47831.html

[6] 新华网.我国疫苗接种不良反应监测系统将持续跟踪新冠疫苗接种后相关情况. http://www.xinhuanet.com/2021-01/03/c_1126941577.htm

[7] 国务院应对新型冠状病毒肺炎疫情联防联控机制.2021年3月15日国务院联防联控机制发布会. http://www.gov.cn/xinwen/gwylflkjz151/index.htm

[8] 中国领事服务网.中国版"国际旅行健康证明"正式上线. http://cs.mfa.gov.cn/gyls/lsgz/fwxx/t1859289.shtml

[9] 国务院应对新型冠状病毒肺炎疫情联防联控机制.公众科学戴口罩指引. http://www.nhc.gov.cn/jkj/s3577/202003/0a472cc09e744144883db6a74fe6e760.shtml

[10] 世界卫生组织.2019冠状病毒病（COVID-19）疫情. https://www.who.int/zh/emergencies/diseases/novel-coronavirus-2019

[11] 中国政府网.这个应用，可以查全国疫情风险等级. http://www.gov.cn/xinwen/2020-03/25/content_5495289.htm

[12] 民航局海关总署.中国民用航空局、中华人民共和国海关总署关于中国

籍旅客乘坐航班回国前填报防疫健康信息的公告．民航公告〔2020〕6号．http://www.gov.cn/zhengce/zhengceku/2020-04/07/content_5500034.htm

[13] 国务院应对新型冠状病毒肺炎疫情联防联控机制．全国不同风险地区企事业单位复工复产疫情防控措施指南．http://www.gov.cn/zhengce/content/2020-04/09/content_5500685.htm

[14] 中国疾病预防控制中心．复工后就餐该怎样做？http://www.chinacdc.cn/jkzt/crb/zl/szkb_11803/jszl_2275/202003/t20200323_214650.html

[15] 国务院应对新型冠状病毒肺炎疫情联防联控机制综合组．关于印发重点场所重点单位重点人群新冠肺炎疫情防控相关防控技术指南的通知．http://www.nhc.gov.cn/jkj/s3577/202004/b90add4a70d042308b8c3d4276ec76a7.shtml

[16] 医保局 卫生健康委．关于推进新冠肺炎疫情防控期间开展"互联网＋"医保服务的指导意见．http://www.gov.cn/zhengce/zhengceku/2020-03/03/content_5486256.htm

[17] 胡惠丽．疫苗接种不良反应的定义和分类．中华儿科杂志，2020，58(10):864-866

[18] Pasteur L (1881). Address on the Germ Theory. Lancet, 118 (3024): 271–272

[19] Baxby D (January 1999). Edward Jenner's Inquiry; a Bicentenary Analysis. Vaccine, 17 (4): 301-307. doi:10.1016/s0264-410x(98)00207-2

[20] Hays JN (2005). Epidemics and Pandemics: Their Impacts on Human History. ABC-CLIO

[21] Koprowski H, Oldstone MB (1996). Microbe hunters, then and now. Medi-Ed Press

[22] Henderson DA (December 2011). The eradication of smallpox – an overview of the past, present, and future. Vaccine, 29 Suppl 4: D7–9

[23] Henderson D (2009). Smallpox: the death of a disease. Prometheus Books

[24] 中国疾病预防控制中心．世界卫生组织正式宣布全球消灭Ⅲ型脊髓

灰质炎野病毒 . http://www.chinacdc.cn/jkzt/crb/zl/jshzy/yqdt/201910/
t20191025_206468.html

[25] Rabies vaccines: WHO position paper (PDF). Weekly epidemiological
record. Aug 6, 2010, 32 (85): 309–320 [2016-08-15]

[26] 中国疾病预防控制中心 . 乙肝疫苗接种与问答 . http://www.chinacdc.cn/
rdwd/201312/t20131230_92034.htm